ANIMER UN GROUPE D'ENTRAIDE POUR PERSONNES EN DEUIL

Collection **Au-delà du témoignage**
dirigée par Dominique Davous

Déjà paru dans la collection Écritures

Dominique DAVOUS, *À l'aube du huitième jour... Capucine*, 1997.

Déjà paru dans la collection Au-delà du témoignage

Aline BOULÉTREAU, *Un enfant né très prématurément*, 1999.
Jeanne JORAT, *Une enfant face au sida, Daphnée ou l'art de vivre*, 1999.
Marie DELL'ANIELLO, Gilles DESLAURIERS, *Rencontre entre un thérapeute et une famille en deuil, la mort d'Yves*, 2000.
Jeannine DEUNFF, *Dis maîtresse, c'est quoi la mort ?*, 2001.

Animer un groupe d'entraide pour personnes en deuil

Annick Ernoult et Dominique Davous
auteurs et coordonnateurs avec :

• les animateurs et animatrices des groupes d'entraide *Apprivoiser l'Absence*, au sein de l'association Choisir l'Espoir, leurs superviseur et formateur,

• l'association Naître et Vivre

• le Centre François-Xavier Bagnoud

• l'association Vivre son Deuil

Préface de
Christophe Fauré

Illustrations de
Patrice Jamin
Isabelle Tillier (page 135)
Marol (page 143)

L'Harmattan
5-7, rue de l'École Polytechnique
75005 Paris

L'Harmattan Inc.
55, rue Saint-Jacques
Montréal (Qc)

L'Harmattan Hongrie
Hargita u. 3
1026 Budapest

L'Harmattan Italia
Via Bava, 37
10214 Torino

Remerciements

Nous remercions la Fondation de France qui a soutenu les groupes d'entraide dès leur origine, et dont le financement a permis à ce livre de voir le jour. Nous remercions chaleureusement Jean Monbourquette et Gilles Deslauriers qui nous ont introduits aux problématiques spécifiques de ces groupes et formés à leur animation.

Notre reconnaissance va également à Exane dont l'appui financier aidera à la promotion et à la diffusion de cet ouvrage.

Nous remercions nos partenaires qui ont apporté leur contribution à l'écriture de ce livre mais aussi tous les parents qui nous ont fait confiance et ceux qui continuent à le faire.

5-7, rue de l'École polytechnique, 75005 Paris

www.harmattan.fr

ISBN : 978-2-7475-0514-7
EAN : 9782747505147

À Capucine et à Géraldine

Accepter...
Non pas une chose isolée,
Non pas seulement
Cette frustration, cette injustice,
Cette privation,
Cette solitude...
Non pas seulement ce coup de poignard,
Mais à la fois, en même temps,
Le soleil qui réchauffe,
L'oiseau qui se balance,
La caresse du vent,
Le sourire d'un passant...

Marie S., *Le Pont de corail*,
éditions La Méridienne, 1987, réed. 1993

Sommaire

Préface

Depuis plus d'un siècle, notre société s'est lentement coupée du savoir ancestral de l'accompagnement de fin de vie. Le deuil qui en est le corollaire immédiat a subi le même sort et la « connaissance » du deuil qui s'enracinait dans un réseau étroit de liens sociaux et de traditions s'est progressivement appauvrie jusqu'à nous mener aujourd'hui à un vécu de profonde impuissance face à celui ou celle qui souffre... La rencontre avec la personne en deuil fait peur : on ne sait que dire, on ne sait que faire ni quelles ressources intérieures et extérieures solliciter pour accueillir cette peine...

Ce constat douloureux est à l'origine d'une volonté relativement récente de se réapproprier les « outils » de l'accompagnement du deuil. Cette prise de conscience n'est pas le seul fait de la communauté des professionnels psy qui se trouvent aujourd'hui de plus en plus interpellés dans leur capacité à accompagner cette souffrance spécifique. Elle traduit également la mobilisation collective d'hommes et de femmes, de parents, conjoints, enfants... et part de l'intuition que chacun, là où il est et avec ce qu'il est, a les moyens de prendre soin de lui-même et d'autrui.

Ainsi, les groupes de soutien ou d'entraide de personnes en deuil ont vu progressivement jour et les groupes de parents *Apprivoiser l'Absence* sont l'expression directe de cette dynamique : ils posent le postulat que des parents en deuil peuvent s'apporter aide et soutien mutuel.

À l'énoncé de ce principe, on comprend la méfiance des « psy » qui ont pu s'interroger sur l'absence d'un cadre formel, garant d'une éthique et de la sécurité psychique des participants. Au sein de *Apprivoiser l'Absence*, cette crainte, parfois légitime, a conduit à mettre en place une co-animation des groupes d'entraide reposant à la fois sur l'expérience directe d'un parent dont le deuil remonte à plusieurs années et sur la compétence professionnelle d'un psy. C'est donc à ce titre de « psy » que je co-anime désormais un de ces groupes avec un parent ayant perdu son enfant il y a six ans.

Trouver sa juste place n'est pas évident car on vient dans ces groupes en tant que bénévole ce qui, d'emblée, fait sortir le psy de son cadre d'intervention habituel ! Ainsi, le fonctionnement du groupe (qui est largement développé dans cet ouvrage) est une saine remise en question de la pratique psy traditionnelle dans la mesure où il s'agit justement d'une co-animation avec un(e) « non professionnel(le) » et où le psy n'est pas — chers confrères, pardonnez-moi ! – investi de tous les pouvoirs que lui confère parfois sa fonction... De fait, au fil du temps, j'ai senti naître en moi une aisance – un confort – ou, peut-être, une confiance à partager l'animation avec un parent en deuil compétent et formé dans l'accompagnement du deuil, une confiance à m'en remettre à un groupe dont une des forces est d'être conscient de la profonde vulnérabilité de ses membres. C'est une expérience d'autant plus forte – et belle par certains égards – qu'elle est structurante et, pourrait-on dire, « thérapeutique ». En effet, la dynamique qui se crée entre les parents (et dont les co-animateurs ne sont, somme toute, que des spectateurs attentifs et vigilants) semble répondre aux besoins spécifiques des personnes avec une étonnante pertinence. Témoin d'instants de partage privilégiés empreints de respect et de pudeur, le psy est alors invité à approcher la profondeur de l'expérience du deuil, s'il n'a pas vécu personnellement la perte d'un enfant.

L'expérience des groupes d'entraide *Apprivoiser l'Absence* est aujourd'hui suffisamment riche pour autoriser le partage du savoir acquis au fil des années. C'est une nécessité à un moment où même les institutions hospitalières commencent à percevoir le réel bénéfice de ces groupes avec le désir de s'en approprier le fonctionnement. Ainsi, ce livre se veut utile et pragmatique : il expose très clairement les principes de fonctionnement d'un groupe ainsi que son maniement en tant que « outil » efficace d'aide et de soutien. Il montre la place que peuvent occuper les groupes d'entraide en continuité et complémentarité avec toutes les approches ayant pour objet d'accompagner le deuil.
C'est donc avec confiance que je vous invite à sa lecture.

Christophe Fauré

Psychiatre, auteur de
Vivre le deuil au jour le jour, Albin Michel, 1995, J'ai lu, 1998.
Vivre auprès d'un proche très malade, Albin Michel, 1998.

Préambule

En 1992, un groupe de recherche sur l'aide aux personnes en deuil était mis en place sous la double impulsion de la Société de Thanatologie [1] en la personne de son président, le docteur Michel Hanus, et de la Fondation de France [2] en la personne de Aleth Richard, responsable du programme pour le développement des Soins Palliatifs en France, puis de Thérèse Dossin.

Ce groupe rassemblait plusieurs associations ayant trait à la maladie grave, aux personnes âgées, aux soins palliatifs ou au deuil, des personnalités qualifiées, des représentants des professions funéraires et de la Direction générale de la Santé. Son but était de promouvoir une réflexion inter associative sur le deuil et les personnes en deuil dans notre société, en vue de mettre en place des projets précis tant au niveau de l'aide aux personnes en deuil, y compris les enfants, qu'au niveau de la formation.

Ce groupe de recherche, s'est transformé en association en 1995 (Association Vivre son Deuil [3]) et la Fondation de France a soutenu les actions novatrices lancées par ses membres dans le cadre de son programme Soins Palliatifs et Accompagnement.

---

1. Société de Thanatologie, 17 rue Feutrier, 75018 Paris. Tél. : 01 42 62 15 05. Fax : 01 42 62 29 66.
2. Fondation de France, 40 avenue Hoche, 75008 Paris. Tél. : 01 44 21 31 00. Site internet : www.fdf.org.
3. Vivre son Deuil, 7 rue Taylor, 75010 Paris. Tél : 01 42 38 07 88. Fax : 01 42 38 08 88. Écoute téléphonique : 01 42 38 08 08.

Le soutien actif de la Fondation de France s'est manifesté très concrètement dans l'aide à la formation des premiers animateurs de groupes d'entraide pour les parents en deuil créés dans le cadre de l'association Choisir l'Espoir [4] en 1993 : les groupes *Apprivoiser l'Absence* [5].

Le livre *Animer un groupe d'entraide pour personnes en deuil* est le fruit du travail d'équipe réalisé entre 1993 et 2000 par les animateurs et les animatrices de ces groupes d'entraide *Apprivoiser l'Absence*. La parole est aussi donnée à leur superviseur et formateur. Cette publication rend manifeste la notion de réseau puisque les expériences d'autres associations proposant des groupes d'entraide sont sollicitées.

---

4. Choisir l'Espoir, association d'aide aux enfants atteints de cancer et à leur famille.

5. Le nom des groupes fait référence au livre d'Annick Ernoult *Apprivoiser l'Absence*, Les Enfants du fleuve, Fayard, nouvelle édition 1999. Ces groupes d'entraide sont proposés par l'association Choisir l'Espoir - Île-de-France : Maison Saint-Jean, 5 rue Maurice-Labrousse, 92160 Antony. Tél. et fax : 01 46 66 56 43.

Introduction

Nous avons souhaité mettre à la disposition des futurs animateurs de groupes d'entraide, qu'ils soient professionnels ou non, l'expérience acquise et des éléments de conceptualisation de cette expérience, afin de faciliter le lancement de tels groupes et de soutenir leur développement. Les exemples que nous donnons sont avant tout tirés de notre expérience d'accompagnement de parents en deuil. Toutefois, il nous semble qu'ils peuvent éclairer les problématiques des groupes d'entraide proposés à toute personne éprouvant une perte.

La notion de groupe d'entraide vient des pays anglo-saxons et du Canada. Un groupe d'entraide est un groupe de personnes traversant les mêmes difficultés ou les mêmes pertes ou séparations (la mort d'un proche, le chômage, le divorce, la maladie – malades atteints d'une maladie spécifique et familles ou proches des malades –, etc.) qui désirent en parler et croient en la complicité et la confiance générées par le fait de vivre une expérience similaire ainsi qu'en l'aide mutuelle qu'elles peuvent s'apporter dans la reconstruction de leur vie. La demande de participation à un groupe d'entraide est souvent basée sur le sentiment exprimé par les personnes concernées que seuls ceux et celles qui ont vécu une expérience similaire peuvent les comprendre.

Un groupe d'entraide se définit comme « fermé » ou « ouvert ». Le groupe fermé propose à ses participants un nombre de rencontres défini à l'avance, planifié avec eux, et suppose de leur part un engagement moral d'assister à toutes les rencontres. Le nombre de participants est également fixé au départ du groupe et demeure immuable jusqu'à la fin de celui-ci. Dans le groupe d'entraide ouvert, des dates régulières, fixées par les organisateurs et connues des participants, leur permettent de choisir de se joindre ou non aux rencontres proposées. Il n'y a pas d'obligation de participation régulière et le nombre des participants fluctue en fonction des rencontres. Il n'y a, en principe, pas de terme fixé à la participation, cependant, certains groupes ouverts conviennent avec les participants d'un terme avant de les admettre au sein du groupe. Les exemples fournis dans cet ouvrage proviennent tous de groupes fermés puisque c'est le modèle des groupes d'entraide pour parents en deuil *Apprivoiser l'Absence*. Ils peuvent cependant éclairer ou rejoindre certaines problématiques des groupes ouverts.

Le groupe d'entraide étant un maillon de la chaîne des aides offertes aux personnes en difficulté, il nécessite de la part des animateurs une connaissance parfaite du réseau des aides proposées à ces personnes afin de pouvoir conjuguer ces aides et d'œuvrer en complémentarité avec elles. Ce travail en groupe peut coexister avec profit avec d'autres types d'aide tels que les entretiens thérapeutiques menés par des professionnels (psychiatre, psychologue ou psychothérapeute), les thérapies familiales, les thérapies analytiques ou les entretiens de soutien par des bénévoles au sein d'associations d'aide.

Le groupe d'entraide est un nouvel espace social, un sas de sécurité offert aux personnes mises momentanément en marge de la société par une difficulté de vie importante. Elles s'y exercent à la relation avec des pairs, en vue de rentrer à nouveau en relation avec tous ceux et celles qui les entourent et qui n'ont pas forcément traversé la même épreuve ou fait la même expérience. Nous souhaitons qu'il se développe grâce, en particulier, au soutien et à la participation active de ceux et celles qui en ont bénéficié.

Après un bref rappel des théories qui ont construit peu à peu le cadre de l'accompagnement du deuil, le livre propose deux nouvelles approches du deuil, l'une développée par Margaret Stroebe et Henk Schut appelée théorie des oscillations, l'autre par Gilles Deslauriers pour qui aborder le deuil c'est nécessairement aborder les pertes que chaque être rencontre tout au long de sa vie. Le deuil, comme tout changement, peut alors devenir occasion de transformation.

À travers le modèle des groupes d'entraide pour parents en deuil *Apprivoiser l'Absence*, sont développées toutes les informations nécessaires pour constituer un groupe d'entraide, recruter les animateurs et animatrices, recevoir en entretien ceux et celles qui souhaitent en bénéficier, organiser les rencontres autour de thèmes, utiliser des outils spécifiques et des techniques d'animation favorisant l'expression, évaluer le chemin parcouru ensemble par les membres du groupe et également se former à cette animation très particulière. Une solide organisation, des objectifs clairs et une formation à l'accompagnement du deuil sont nécessaires pour envisager de constituer de tels groupes.

Le choix a été fait de présenter des groupes d'entraide pour adultes spécifiques à la perte d'un enfant ou d'un bébé (né ou à naître) ainsi que des groupes d'entraide proposés à de jeunes enfants ou à des adolescents ayant perdu un proche. Le répertoire édité par la Fondation de France [6] fournit toutes les informations sur les associations ou services existants en France en matière d'accompagnement du deuil. Nous mentionnons les coordonnées d'associations françaises offrant des groupes d'entraide aux personnes en deuil.

Les enjeux et les limites de ces groupes sont explorés.

Nous espérons que ce livre sera utile à tous ceux et celles qui se lanceront dans l'aventure de l'animation d'un groupe d'entraide et qu'il leur évitera certains écueils.

N'hésitez pas à nous faire part de vos expériences et suggestions.

Bonne lecture !

---

6. *Aide aux personnes endeuillées, répertoire des organismes à consulter*, Desclée De Brouwer/La Méridienne, 1997-1998. Mise à jour : parution prévue automne 2001.

Accompagner un deuil nouvelles approches

Ce n'est pas nous
qui faisons un travail de deuil,
mais c'est le deuil qui nous travaille.
Patrick Baudry

Le travail de deuil et brève présentation historique des théories sur le deuil

Le deuil c'est avant tout un ressenti physique. Le mot vient du latin *dolor* et signifie douleur. C'est un processus actif, à la fois émotionnel et psychologique, qui tend vers la réparation et la guérison (panser ses plaies, cicatriser). Et cela implique une action, un travail que l'on appelle habituellement le travail de deuil. C'est d'abord un désir, une résolution de refuser la violence du silence qui enferme, une volonté de ne pas se laisser engloutir par la souffrance. C'est un chemin sur lequel une personne en deuil choisit de s'engager. Ce cheminement, cette recherche, cette dynamique que l'on appelle le travail de deuil, nous l'appelons plus volontiers : élaboration d'un processus de deuil. Ce chemin est avant tout propre à chaque individu, suppose un rythme, un temps d'intégration propre à chaque individu.

Le deuil a fait l'objet de nombreuses théorisations au cours de ces dernières années. C'est en 1915 que Freud a introduit ce terme pour la première fois [7]. Il le définit comme *l'élaboration psychique indispensable après la perte d'un objet d'amour ou d'une entité en tenant lieu.* Il a mis en évidence la part importante jouée par l'inconscient dans cette rencontre avec l'insupportable et l'irreprésentable dans le processus du deuil et a été le premier à s'intéresser à la structure du deuil. Les psychiatres et psychanalystes qui l'ont suivi, comme Lindeman et Bowlby, se sont intéressés, pour leur part, aux différentes formes que pouvait prendre ce processus du deuil.
Le psychiatre John Bowlby a insisté sur les notions d'attachement et de détachement au cours de quatre phases : phase d'engourdissement, phase de languissement, phase de désorganisation et de désespoir et phase de réorganisation. Le travail de deuil représentait alors l'effort fait par la personne en deuil pour se détacher de la personne aimée, réorganiser les relations avec cette personne, et s'ajuster petit à petit à son absence afin de pouvoir investir dans un nouvel attachement.

---

7. Sigmund Freud, *Deuil et mélancolie, in Œuvres complètes*, PUF, 1988, XIII / 259-279.

D'autres théories se basent sur le principe stipulant que le travail de deuil s'effectue selon un processus de désorganisation, suivi d'un temps de réorganisation puis de réinvestissement de la vie [8].

Dans les années 1960, la psychiatre américaine Elisabeth Kubler-Ross a identifié cinq phases dans le travail de deuil : le déni, le marchandage, la colère, la dépression, et l'acceptation. Cette théorie tient une place importante dans l'histoire de l'accompagnement du deuil car elle a permis de préciser les rouages du deuil. Cependant, elle comportait le risque d'enfermer les personnes en deuil dans un chemin linéaire dans lequel la personne passe d'une étape à l'autre progressivement pour arriver enfin à l'acceptation, et de considérer comme « anormal » tout retour en arrière par rapport aux différentes phases identifiées.

Toutes ces théories ont construit peu à peu le cadre de l'accompagnement du deuil. Ce cadre ne doit pas figer la dynamique dans laquelle s'inscrit toute élaboration d'un processus de deuil. Il n'est jamais linéaire et cela entraîne, pour la personne en deuil, des hauts et des bas qui se succèdent, causant un inconfort psychologique certain et engendrant une angoisse voire une difficulté à vivre importantes.

La théorie de l'oscillation

Margaret Stroebe et Henk Schut, psychologues à l'université d'Utrecht, ont mis au point une théorie du deuil appelée « théorie de l'oscillation » qui tient compte de cette réalité *(The dual process model)* [9].
Pour les auteurs, le travail de deuil consiste en *une démarche consciente de confrontation à la perte subie, d'évocation des événements précédant la mort et concomitants à celle-ci, de concentration*

---

8. Voir aussi Marie-France Augagneur, *Vivre le deuil : de la désorganisation à une réorganisation*, Les Éditions Ouvrières, Bruxelles, Chroniques sociales, Lyon, Collection L'Essentiel, 1991.
9. Margaret Stroebe et Henk Schut, *The dual process model of coping with bereavement : rationale and description*, Death Studies, vol. 23, April-May 1999, p. 197-224.

sur les souvenirs et de travail en vue de se détacher de la personne décédée. Cela exige une démarche active, persévérante, demandant un effort important pour apprivoiser la perte. Les théories actuelles sur le travail de deuil tiennent pour essentiel le besoin éprouvé par la personne en deuil d'évoquer très consciemment le plus souvent possible la réalité de la perte. Omettre de faire cela est pathologique.

Toute personne en deuil oscille entre deux orientations : une orientation vers le passé, la perte et les souvenirs, et une orientation vers l'avenir, la reconstruction et les projets. La personne en deuil effectue des va-et-vient entre deux pôles : un pôle où domine la perte qu'elle a subie et le passé dans lequel elle s'inscrit et un pôle dans lequel se dessine une tentative de reconstruction et un avenir à nouveau possible. Ce tiraillement constant entre le passé qui attire et parfois engloutit et l'avenir qui appelle et met en marche, sous-tend en permanence le vécu des personnes au cours de leur deuil. Il est la cause de leurs angoisses et de leurs inquiétudes : *Est-ce qu'il faut oublier le passé pour faire son deuil ? Le passé m'envahit et je n'arrive pas à penser à autre chose qu'à celui ou celle que j'aimais, Le passé est-il perdu à tout jamais ?* Il permet aussi d'envisager une reconstruction à condition de se donner du temps : *Si aller mieux ne signifie pas oublier mon enfant, alors je peux me permettre d'aller mieux.*

Désormais vont se succéder, dans la vie de la personne en deuil, des temps où le chagrin l'emportera, inhibant tout désir de vivre (ce que les auteurs nomment des « bouffées de chagrin »), et des temps où elle fera des activités nouvelles ; des temps consacrés à identifier les liens qui la relient à la personne décédée (travail capital pour pouvoir envisager de les transformer un jour), et des temps consacrés à se distraire pour s'extraire du chagrin et ne plus penser au passé ; des temps consacrés à la tristesse au cours desquels elle s'autorise à pleurer la personne décédée, à provoquer des situations qui vont faire renaître des sentiments de tristesse et des temps de déni et d'évitement de toute situation pouvant réactiver la tristesse ; des temps enfin d'évitement de tout changement pouvant indiquer une amélioration ou une reconstruction et des temps où elle apprécie des activités nouvelles qu'elle n'aurait pas faites avant son deuil. Au terme de ces oscillations entre la perte et la reconstruction de soi, la personne en deuil identifie de nouveaux rôles et une nouvelle identité qu'elle accepte. Elle devient capable de nouer de nouvelles relations, sans lien particulier avec son passé ou avec la personne décédée.

Modèle bipolaire dans le processus de deuil
Principe de l'oscillation
L'expérience quotidienne

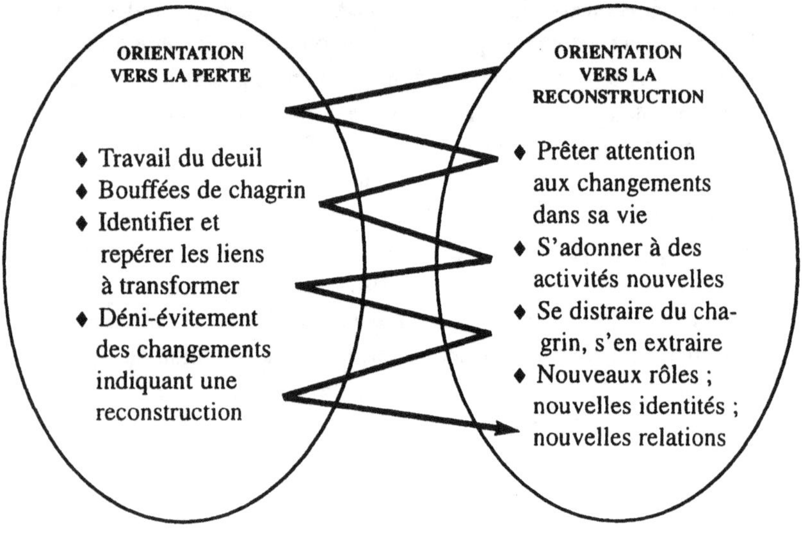

Cette capacité à réinvestir la vie indique que le processus de deuil est bien engagé : elle signe la fin de la souffrance liée à l'élaboration du processus de deuil et non la fin du travail de deuil qui, comme le dit le docteur Hanus, ne se termine jamais vraiment : *Même correctement mené et pratiquement terminé, le travail de deuil ne se conclut jamais complètement ; avec lui, nous avons touché la perte, nous avons touché la mort et nous savons maintenant concrètement ce qui nous attend*[10].

---

10. Michel Hanus, *Les Deuils dans la vie : deuils et séparations chez l'adulte et chez l'enfant*, Maloine, Paris, 1995, p. 115.

Margaret Stroebe et Henk Schut soulignent que ce processus ne peut s'engager que si les personnes qui entourent ou accompagnent la personne en deuil l'autorisent à parler du passé, à évoquer ses souvenirs, à parler de la personne décédée et de la souffrance qu'elle éprouve à vivre sans elle. Tant que la personne en deuil oscille, elle traverse son deuil. Trop dans l'évitement ou trop dans la confrontation pourrait l'entraîner dans un deuil compliqué.

Le deuil pour mieux vivre !

Gilles Deslauriers, thérapeute québécois, formateur pour les animateurs de groupes d'entraide en France, Suisse et Belgique

• *Notre société est en profonde mutation*

C'est une phrase qui revient d'année en année, de changement en changement, de catastrophe en catastrophe. Mais au fond, l'être humain n'est-il pas constamment en mutation ? Combien de personnes avant moi ou combien de personnes dans l'avenir feront sensiblement les mêmes remarques :

Le système de valeurs qui a tant profité aux gens d'une génération s'effrite lentement mais irréversiblement.

La façon de concevoir la permanence des choses comme la sécurité d'emploi, l'individualisme, la stabilité, la liberté, l'amour, la mort est remise en question.

Une partie de l'héritage que nous laisserons à la génération montante est toujours inquiétante.

Au cœur des changements, présents ou passés, nous découvrons brutalement « l'impermanence » des valeurs, des objets, des personnes. La prévention et l'éducation deviennent des mots omniprésents : prévention du suicide, prévention du sida, éducation sexuelle, éducation à la mort, éducation populaire. Rarement entend-on parler d'éducation à la perte, préalable à l'éducation à la mort.

Quelqu'un m'a déjà dit : *Si l'être humain réalisait qu'il n'est que locataire de son corps plutôt que d'en être propriétaire, il lui serait peut-être plus facile de lâcher prise.*

Notre culture nie la perte. Notre société est une société de gagnants. *Tu dois accumuler des diplômes, des connaissances, de l'argent, du pouvoir, des biens, des relations. Tu dois gagner contre les autres, contre toi-même, contre le temps...* Le changement est synonyme d'accumulation ou de remplacement, de « jeter après usage », rarement de transformation.

Cette transformation apparaît plus clairement quand survient le décès d'un membre de notre famille, d'une personne proche ou significative à nos yeux. Aborder le deuil, c'est nécessairement aborder nos pertes qui font quotidiennement partie de notre vie, à tout âge.

Tout jeune, l'enfant connaîtra le départ de la maison pour la garderie ou l'école, la déception d'apprendre que le père Noël n'existe pas. Il devra peut-être déménager, ce qui lui fera perdre des amis ou des professeurs. Il sera peut-être confronté au décès de ses grands-parents, à la perte d'un petit animal. Peut-être devra-t-il voir ses propres parents se séparer. L'adolescent perdra une première « petite amie », un premier emploi, ses illusions concernant la société « parfaite » dont il rêvait ou concernant ses parents qu'il avait idéalisés ou encore l'image qu'il s'était faite d'un adulte. Il perdra également sa dépendance et la sécurité qui s'y rattache. L'adulte aura parfois à faire face à la perte de son emploi, à la perte de ses rêves ou de ses projets concernant ses enfants, à la fuite du temps qui lui glisse entre les doigts, à la perte d'une vision de société, à la mise à la retraite, à la perte d'un statut, à la perte de sa jeunesse, au décès subit d'un conjoint, d'une conjointe, d'un enfant ou d'un parent, ou encore à une séparation ou un divorce. La personne âgée connaîtra de nombreuses morts dans son groupe d'amis ou de connaissances. Elle aura aussi à faire face à une perte de santé ou d'autonomie.

D'autres événements tragiques sont également causes de pertes : agressions, assassinats, vols, accidents, viols, trahisons, changements technologiques, faillites. De plus, les mouvements migratoires des sociétés déclenchent de nombreuses pertes. Pour les nouveaux arrivants, il y a souvent perte de la langue natale et d'habitudes de vie. Pour le pays d'accueil, certaines « certitudes » sont remises en question, ébranlées par ce choc culturel causé par l'arrivée de personnes différentes.

Qu'il y a-t-il de commun à toutes ces pertes ? Elles viennent ébranler, transformer l'image confortable que chacun de nous se fait de sa propre réalité.

• *Non, c'est pas vrai !*

Cette exclamation marque le début d'un long processus de changement. L'ensemble des images bien agencées qui composaient notre réalité quotidienne n'a plus de forme, n'a plus de sens. Bien que notre monde s'écroule, que notre existence n'ait plus de sens, que notre univers bascule, nous nous obstinons à ne pas reconnaître cette perte.

• *Plus rien ne va !*

Notre culture fait en sorte qu'après un tel choc, nous espérons pouvoir nous protéger de la blessure intérieure, en tentant de conserver un équilibre précaire. Les réactions sont multiples.
Certains cherchent à comprendre, souvent trop vite, pour éviter la souffrance, parfois insupportable, suscitée par de tels événements. Pour d'autres, c'est le désespoir, la peine inconsolable, le gouffre. Plusieurs expriment une colère intérieure par la recherche d'un coupable : le médecin, un membre de la famille, la société, eux-mêmes. Certains tentent de nier les sentiments qui les habitent.
Ces attitudes visent à sauvegarder une intégrité et une identité personnelles chèrement acquises et qui sont menacées par un tel choc. Ces attitudes sont saines et font partie d'un processus de deuil « normal ».
Cependant, si cette perte et les sentiments qui s'y rattachent sont niés, projetés ou refoulés trop longtemps, la personne perd pied. Peuvent s'ensuivre des conséquences parfois dramatiques : fugue, tentative de suicide, maladie, décrochage scolaire, stress, *burn-out*, démotivation, non-productivité, conflit, séparation.

La perte nous place devant l'impuissance d'agir et nous confronte à notre propre finitude : nous allons « perdre la vie » un jour. Elle peut être le déclencheur d'une « transition » qui s'effectue lentement, naturellement, au rythme de la vie. Cette « transition » nous entraîne dans une période de rupture, d'errance et de renouveau, périodes susceptibles de nous aider à donner un sens à une situation de souffrance en créant un nouvel équilibre personnel.

• *Tout est à refaire !*

Il y a quelques années, un violent incendie a détruit une grande partie d'une forêt située dans une région touristique très fréquentée. Les premiers reportages parlaient d'une catastrophe sans précédent. On croyait perdue à tout jamais cette partie du patrimoine, des montagnes entières étant réduites en cendres. Toute la faune et la flore avaient disparu. Des sites parmi les plus beaux furent dévastés. Tout n'était que cendres, ruines et poussières. Cet état de désolation et de mort perdura plusieurs mois après que le dernier foyer d'incendie fut éteint. Puis, graduellement, la vie s'est de nouveau manifestée, différente et riche. Ce qu'on croyait détruit à tout jamais a progressivement repris place. La vie existait encore !!! Récemment, quelle ne fut pas ma surprise d'apprendre par le biais d'un reportage télévisé que l'incendie de cette forêt avait été bénéfique pour le sol, pour la flore et la faune, laissant place à de nouvelles espèces auparavant absentes.
Le processus de transition, déclenché par une perte significative, se compare à une telle dévastation. Il s'apparente à une boucle inversée, illustrée ci-dessous.

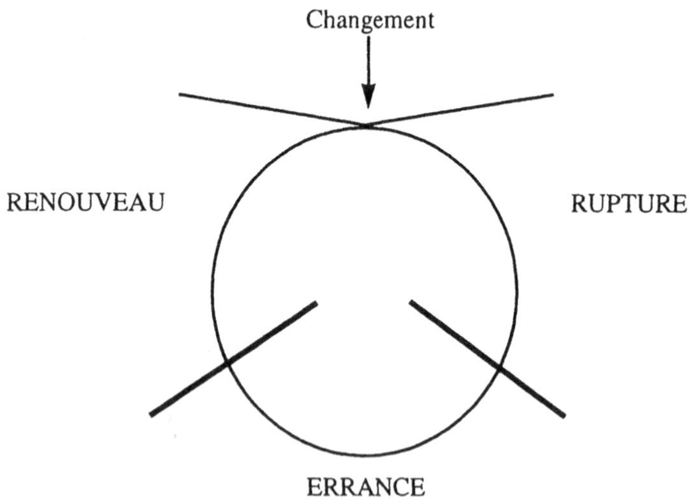

• D'abord, la rupture

Comme les premières images de l'incendie, au cours des premiers jours et des premières semaines suivant une perte, l'impression dominante est celle du choc. C'est la fin du monde, la fin d'un monde, la fin de notre monde : *Tout a changé ! Plus rien n'est comme avant.* Pour un certain temps, tout semble figé. Nous avons l'impression de ne pouvoir imaginer une façon de vivre différente de celle qui existait avant cette perte.

La notion de permanence à laquelle nous étions habitués laisse place à la désorientation. Le futur n'existe plus.

Dans les premiers temps suivant un décès, nous continuons à parler à la personne décédée, certains affirmant la voir et l'entendre. Suite à un déménagement, il nous arrive de reprendre la même route qu'auparavant. Dans les semaines qui suivent la perte d'un emploi, nous nous levons à la même heure qu'au moment où nous travaillions.

Nous continuons donc à faire comme si rien ne s'était produit.

Très souvent, le corps réagit violemment à cette souffrance. Ce même corps tentera par tous les moyens de rendre la personne plus consciente de ses émotions. Les signes deviennent alors inquiétants et inexplicables pour qui les vit. Peut commencer alors la ronde des spécialistes. D'abord la médecine traditionnelle. Ensuite, les médecines alternatives... Personne ne trouve l'origine du « bobo ». Encore mieux : chaque spécialiste trouve quelque chose de différent. Donc pas de traitement possible ou encore, des traitements différents qui ne guérissent rien. C'est la panique pour la personne qui se retrouve au centre de cette souffrance.

Au cours de cette « rupture », nous vivons un état d'angoisse diffus dont il est bien difficile d'identifier la cause. Pour émerger de cet état, il importe d'identifier ce que représente :

- cette personne qui est morte,
- ce travail que je faisais avec plaisir,
- cette maison que je viens de vendre et dans laquelle j'ai élevé toute ma famille.

Après plusieurs semaines, parfois après plusieurs mois de souffrance, d'efforts, au moment où nous croyons voir le « bout du tunnel », soudainement, un état de malaise plus diffus se fait sentir, état qui nous donne l'impression de régresser dans notre souffrance.

• C'est la grande période de désordre et d'errance !

Pour en revenir à mon exemple de feu de forêt, lorsque tout est terminé, l'état de désolation se manifeste par la disparition de points de référence connus, tels un sentier ou un lieu aimé. Tout est gris.

De façon analogue, les sentiments de désorientation et de perte qui apparaissent lors de l'étape de la rupture laissent place graduellement à la désolation et au chaos. La personne se sent très fragile et remet tout en question : ses origines, ses relations, son travail, ses croyances et ses valeurs.

Pour ceux qui vivent cette errance, il ne s'agit pas d'une dépression, contrairement à la croyance populaire. Ce passage de notre vie se compare plutôt à une « traversée du désert », à un grand isolement. Isolement parce que l'entourage, s'il s'approche de nous, a peur d'attraper le « virus dolere », plus communément appelé le virus de la personne qui souffre. Pour certains, ce virus est représenté par la peur de fondre en larmes en présence de la personne endeuillée. Pour d'autres, ce virus se manifeste par la paralysie de la parole ou du geste. Cette peur du « virus dolere » se produit au moment où la personne en deuil est elle-même étouffée dans son propre isolement. Cet isolement devient donc double : isolement qu'elle crée elle-même et isolement créé par les autres. Il y a de quoi devenir malade. Comment briser cet isolement et cette impression d'être seul au monde à souffrir ainsi ?

La personne vit aussi une instabilité affective, une absence de points de référence connus, une impression de cauchemar dont elle ne sortira jamais. C'est une étape qui laisse place à la peur et à l'anxiété. En même temps elle permet un recul et une perspective. Elle élimine les points d'appui bien connus sur lesquels nous nous reposions quotidiennement. Peu de gens se sentent à l'aise au cours de ce voyage dans l'inconnu.

Il importe de prendre du recul, de « sortir du carrousel pour se regarder tourner ». C'est la période la plus propice à des moments de solitude dans un lieu protégé. Il faut faire le ménage de sa « poubelle », de certaines parties de son passé qui refont surface à travers la perte actuelle. La personne refait des choix de vie : parfois les mêmes, parfois nouveaux. S'amorce alors la sortie de l'état d'immobilité, nécessaire au début, mais qui risque, à la longue, de paralyser la personne.

• Puis, un jour, le renouveau se pointe

Longtemps après l'incendie, la végétation se manifeste, fragile, à travers les cendres. Les animaux réapparaissent et la nature retrouve progressivement sa place.

De façon semblable, il nous arrive de reprendre goût à.... Nous acceptons plus facilement de lâcher prise. Un intérêt pour de nouvelles activités se manifeste. Malgré nos hésitations, nous « osons » découvrir de nouvelles opportunités. L'avenir refait surface, malgré nos hésitations à aller de l'avant. Nous sommes alors nos pires ennemis à ce changement intérieur qui ne demande pas mieux que de s'extérioriser. Il faut « oser » prendre des risques, oser aller de l'avant.

C'est donc ce cycle de rupture, puis de désespoir, d'incertitude et d'errance, et enfin de renouveau auquel la perte nous donne accès. Comprenons-nous bien : vivre ce processus de transition ne constitue pas un voyage de plaisir ! Ce n'est pas non plus aussi clair. Les étapes ne sont pas aussi définies que ce que nous venons de décrire. La rupture, l'errance et le renouveau sont plutôt des composantes qui viennent, qui disparaissent et qui reviennent au gré des événements et des émotions.

C'est ardu, douloureux. Il n'y a pas de recette magique et rapide pour intégrer une perte. De plus, ce n'est pas parce que nous vivons un deuil que nous nous comporterons nécessairement d'une façon très différente de ce que nous avons toujours été. Devant la perte comme devant la vie, chaque être humain a ses croyances, ses habitudes, ses craintes et ses moyens de faire face à ses angoisses.

• Apprendre à perdre

Un homme racontait que les médecins l'avaient informé de l'urgence d'amputer le bras de sa fille pour éviter que le cancer ne se propage. Ce père exposa la situation à son enfant en insistant sur le fait qu'il lui revenait à elle de choisir. La première réaction de sa fille fut de refuser. Après plusieurs jours passés dans le silence et l'angoisse, elle reprit contact avec son père pour en reparler. Après une longue période de réflexion et de recul, elle accepta d'être amputée. La veille de l'opération, elle écrivit sur son bras : *Adieu cancer. Monique, je t'aime.* Le lendemain, les médecins procédèrent à l'amputation. Cette enfant a appris à choisir et à vivre avec l'angoisse et la souffrance qu'impliquent de tels choix. Elle s'est inventé un rituel qui l'a aidée à donner un sens à cette perte, absurde en soi. Apprendre à perdre ne veut pas dire éviter la souffrance mais la reconnaître, vivre périodiquement et intensivement avec elle et savoir puiser dans ses ressources intérieures pour se donner accès à une nouvelle vision de cette perte de soi, des autres et du monde.

Pour les enfants ou les adultes que nous sommes, il est souhaitable que cet apprentissage à la perte puisse s'intégrer dans notre culture et dans notre éducation. Le premier fondement à cet apprentissage est de reconnaître que nos conduites sont teintées par une vision personnelle de la réalité et qu'un changement significatif peut se produire à n'importe quel moment de notre vie, changeant ainsi cette vision toute personnelle et déclenchant par le fait même une perte.

Apprendre à perdre, c'est également apprendre à terminer, à faire nos adieux. C'est aussi se donner accès à la souffrance que suscite cette perte et qui se manifeste par le biais des émotions. C'est prendre le temps de revoir ses collègues de travail après une mise à pied, toucher et voir le corps d'un proche que l'on a perdu, porter en terre le petit animal que l'on aimait ou partager les peines que l'on vit au sein d'une équipe qui va se démanteler. Apprendre à perdre consiste à désinvestir, à *lâcher prise au contrôle*, à interroger de vieilles attitudes. Stephen Levine, dans son livre *Qui meurt ?* [11], écrit :

11. Stephen Levine, *Qui meurt ?*, Le Souffle d'or, 1991, p. 248-256.

[...] Le contrôle représente notre tentative d'aligner le monde sur nos désirs personnels. Lâcher prise au contrôle signifie dépasser l'aspect personnel pour nous fondre à l'univers. Il est terrorisant de lâcher prise. [...] La plupart des gens identifient la liberté à leurs capacités de satisfaire leurs désirs. [...] Or, ce n'est pas la liberté, mais une sorte d'esclavage. Être libre, c'est être capable d'avoir, comme de ne pas avoir ce que nous désirons, en demeurant dans l'ouverture du cœur.

Apprendre à perdre, c'est apprivoiser, dans la solitude, les inconforts dus à une période de la vie remplie d'incertitudes, de remises en question et d'errances personnelles. Trop vite voit-on des personnes, suite à un divorce, se retrouver à nouveau en couple et repartir à neuf... *pour oublier !* Trop vite voit-on un petit animal remplacé par un autre, le jour même de sa mort... *pour que mon enfant ne souffre pas trop !* Combien de fois essayons-nous de masquer les sentiments de tristesse, de colère ou de peur qui nous habitent par une action qui évacue les sentiments qui nous dérangent. Se donner accès, en cette période de désordre, à la solitude, à cette ouverture du cœur et à l'accueil des émotions, permet un voyage intérieur ; cela permet aussi de faire un bilan de notre vie et de nos pertes, avec toute l'angoisse que cette démarche suscite, sans pour autant avoir toutes les réponses.

Apprendre à perdre, c'est oser, c'est prendre des risques sans attendre que « tout soit sous contrôle » et que tous les détails qui nous garantissent un succès certain soient fin prêts. C'est découvrir le plaisir de travailler, à l'occasion, sans filet pour nous protéger.

• Des moyens

Pour rendre plus accessible cet accès à la transition, à ces adieux, à ce lâcher prise, à cette solitude et à ce risque, quelques moyens s'offrent à nous.

◊ Le groupe d'entraide

Il est souhaitable de redécouvrir le sens de la communauté. Cette découverte implique d'une part d'être plus attentif aux besoins des personnes qui nous entourent et à développer une attitude d'ouverture et de disponibilité dans des gestes de partage et de simplicité.

D'autre part, il est possible d'intégrer un groupe de partage, d'écoute, de questionnement et d'échanges sur les valeurs et le sens de la vie. Il est même possible de trouver les ressources pour nous aider à en mettre un sur pied, là ou il n'en existe pas.
Le groupe d'entraide permet aux personnes présentes d'amorcer le processus de deuil, d'aider, ou d'être aidées par d'autres personnes en deuil. Ce mouvement brise l'isolement. Il crée un sens de la collectivité et par conséquent une reconnaissance sociale de la personne et de son apport au monde.

Chaque personne peut alors raconter son histoire dans tous les détails, souvent pour la première fois. Elle peut être écoutée dans sa détresse, dans son impuissance, sans pour autant qu'il lui soit proposé des réponses, des solutions. Elle peut crier son dégoût de l'être humain et parfois crier sa propre violence intérieure, sa propre haine. Reconnaître l'existence de cette violence intérieure et de cette haine, parfois pour la première fois, suscite beaucoup d'angoisse pour certaines personnes, et les confronte à une remise en question d'attitudes, de valeurs et de croyances personnelles.

Chaque personne peut également nommer sa souffrance, quotidiennement ravivée dans les petites habitudes de tous les jours. Elle peut témoigner de ses croyances et des moyens qui l'ont aidée et nommer sa peur de perdre contrôle, de perdre la raison.
Chaque personne peut entendre les autres dans leur désespoir et dans leur espoir. Elle peut se rendre compte que l'isolement peut tuer ou rendre malade et qu'elle peut sortir de cet isolement en racontant. Elle peut également créer des liens naturels avec d'autres personnes présentes, et s'inspirer des moyens que ces personnes ont pris pour s'en sortir.

Erich Fromm, dans son livre *L'Art d'aimer* [12], écrit :
Il n'y a d'autre sens à la vie que celui que l'homme lui attribue... L'homme est absolument seul, sinon quand il assiste autrui.

◊ **Les rituels**

Une autre façon de faciliter ces transitions consiste à se donner accès aux rituels, sortes de cérémonies de passage. Ils ont été longtemps pratiqués dans les cérémonies religieuses. Tout comme bon nombre de croyances, ils furent graduellement abandonnés. Le rituel est une façon humaine et symbolique qui facilite une meilleure intégration de la perte. Il marque le temps et guide notre réflexion spirituelle. C'est un terrain de rencontre entre l'expression d'une collectivité et celle d'une personne. C'est également une manifestation d'appartenance à un groupe. C'est le signe visible d'une réalité intérieure d'ordre spirituel, et un témoignage des valeurs auxquelles nous adhérons. Présentement ces rituels sont soit inexistants, soit répétés à partir des vieilles coutumes religieuses auxquelles nous n'adhérons plus. Éduquer à la perte, c'est réinventer ces rituels à la mesure de nos croyances individuelles et sociales pour nous accompagner au cours de ces passages difficiles de la vie.

◊ **Les dates importantes**

Vivre les transitions, c'est aussi prendre le temps de reconnaître les dates anniversaires des moments significatifs de notre vie, d'en ressentir la charge émotive, de s'y arrêter périodiquement et de les examiner à partir de notre expérience de vie différente.

◊ **Un équilibre précaire**

Apprendre à perdre se compare à l'attitude d'un funambule qui garde un équilibre précaire entre ce qu'il ressent, ce qu'il sait et ce qu'il fait. Chaque pas est différent. L'équilibre qui lui a permis un premier pas doit aussitôt être abandonné pour réussir le second. À chaque mouvement il faut recréer l'équilibre. Aller de l'avant dans notre vie

---

12. Erich Fromm, *L'Art d'aimer*, Épi, 1968.

résulte d'un équilibre entre le corps, l'esprit, les émotions et l'âme. Avancer nécessite parfois un temps d'arrêt ou même quelques pas en arrière à l'occasion. La seule issue dont nous sommes certains à la fin de cette traversée, c'est la mort. Mais ce qui compte avant tout réside dans l'effort et la détermination qui seront à la mesure de notre espoir en la vie et du sens que chacun lui donne.

◊ L'humour

Apprendre à perdre laisse aussi un peu de place pour le rire : rire de soi, de ce que l'on est, de ce que l'on était. Pratiquer l'humour facilite et dédramatise parfois le changement. J'ai image d'une scène d'un film. À la suite des funérailles de sa fille, la mère hurle de douleur, de peine et de colère. C'est une de ses grandes amies présente qui, grâce à un geste absurde, l'amène à rire avec une passion aussi forte que sa peine, pour constater que la vie continue.

• Apprendre à tout âge

Être sensible à sa communauté, réinventer des rituels, se donner du temps, être un bon funambule et savoir être drôle ! Autant de défis pour l'adulte qui a à rompre avec d'anciennes attitudes avant de se donner accès à une nouvelle perception de la vie. La littérature affirme que les enfants ont plus de facilités à apprendre que les adultes. Il leur sera d'autant plus facile d'apprendre à perdre que les modèles qui les guident sauront eux-mêmes lâcher prise, vivre des adieux avec émotion, apprivoiser leur solitude, oser et risquer. Alors seulement leur sera-t-il moins difficile de reconnaître « l'impermanence » de la vie.

Les groupes d'entraide pour parents en deuil
Apprivoiser l'Absence

Toute douleur qui n'aide personne est absurde.
André Malraux

Une des plus grandes souffrances des personnes en deuil est le silence, le non-dit qui règnent autour de leur deuil et de la perte irrémédiable qu'ils viennent de subir : *La mort a enfoui celui que j'aime sous des tonnes de marbre. Les gens me l'enfouissent maintenant sous des tonnes de silence.*

La gêne de l'entourage, les changements de sujet chaque fois que la personne en deuil parle de celui ou celle qui est mort en laissant apparaître son émotion, finissent par engendrer un manque face auquel les personnes en deuil réagissent de deux façons : soit elles se plient aux usages imposés par la société et ne parlent plus de la personne décédée, enfermant leur souffrance en elles jusqu'au prochain deuil, soit elles cherchent des lieux où pouvoir en parler. Dans ce contexte, les groupes d'entraide jouent alors un rôle important : ce sont des lieux où l'on vient pour parler de la personne décédée et de la souffrance engendrée par son absence avec des « pairs », des personnes en deuil également. Ils fonctionnent selon le principe de l'écho et de la résonance : un membre du groupe témoigne de son vécu, exprime sa réaction ou ce qu'il ressent à l'occasion d'une expérience particulière au cours de son deuil et les autres membres laissent résonner cette parole en eux et expriment l'écho de la parole de l'autre dans leur propre vécu ou expérience. Ces groupes recréent du lien social dans une période de vie au cours de laquelle les personnes en deuil ressentent une grande marginalisation sociale. C'est là que s'expérimente la force du témoignage. C'est parfois, pendant un certain temps, le seul lieu, le seul groupe humain dans lequel la personne en deuil éprouve un sentiment d'appartenance.

Spécificité du deuil de l'enfant

> *Tous les parents qui ont connu le drame de la perte d'un enfant savent qu'il n'est de possible consolation à une telle déchirure et que leur seul secours peut venir non d'un partage, car cette douleur n'est pas quantifiable, mais seulement d'une compréhension exprimée.* Alain Le Pourhiet

Bien qu'il n'existe pas de hiérarchie dans la souffrance et que toute perte soit douloureuse, la mort d'un enfant est unanimement reconnue par les spécialistes du deuil comme un facteur de risque majeur. En effet, *un enfant est investi d'idéaux divers par ses parents. Quel que soit son âge, jusqu'à la phase adulte mais parfois longtemps après qu'il a atteint son autonomie, il ne parvient pas à juxtaposer exactement sa personnalité à l'imaginaire de ses parents. [...] L'insatisfaction de voir la mort mettre fin à la possibilité de se construire une vie radicalement différente s'avère cruelle pour les parents qui échappaient à cette condition actuelle grâce à cette projection*[13].

Si nous nous référons à la théorie des oscillations présentée au chapitre précédent, les parents en deuil, quel que soit l'âge de l'enfant au moment du décès, souffrent beaucoup de ces oscillations entre cet enfant investi de tous leurs projets et de leur avenir, cet enfant dont ils ne peuvent pas comprendre le « pourquoi » de la mort et la vie qui les appelle, cette vie leur donnant parfois assez vite le désir d'un autre enfant.

Cette mort les plonge dans une détresse extrême et les oblige à remettre en cause leur identité de parents et tous les repères sur lesquels ils s'étaient appuyés avant la mort de leur enfant, dans leur vie de couple et, le cas échéant, dans leurs relations avec leurs autres enfants. Par ailleurs, de même qu'il est reconnu que tout deuil réactive des deuils antérieurs, la mort d'un enfant peut réactiver le vécu de l'enfance de ses parents, ce qui rend plus délicat encore le deuil à faire.

---

13. Marie-Frédérique Bacque, *Le Deuil à vivre*, éditions Odile Jacob, Paris, 1995, p. 104-106.

Parlant du deuil en général, comme cela a déjà été mentionné, le docteur Michel Hanus dit que *le travail de deuil ne se conclut jamais complètement.* Cette affirmation semble encore plus vraie dans le cas de la mort d'un enfant. En effet, comme le souligne Geneviève Jurgensen [14], quinze ans après la mort de ses deux filles dans un accident de voiture, on peut penser que ce travail se poursuivra, de façon plus ou moins intense toute la vie et qu'il sera réactivé par toutes les phases importantes de la vie de parent : *Les parents d'enfant mort le savent bien : devenir l'éducateur d'un enfant disparu sera le travail de toute leur vie. Ils devront lui aménager sa juste place dans la famille, le laisser évoluer en eux, lui qui ne grandit plus mais grandit tout de même ; ils devront, comme l'on devient parent d'un tout-petit, puis d'un écolier, puis d'un adolescent, ils devront devenir le parent d'un enfant mort. Eux qui avaient peut-être trois, quatre enfants, auront toujours ces enfants-là, le petit, le moyen, le grand, le mort. Les relations parents-enfants continuent avec eux tous. Il y a simplement moins de gens pour vous montrer la voie et chacun sait qu'il doit tout inventer. Puiser en lui-même, puiser dans le bonheur entrevu ou accompli, les forces et la manière de fonder un nouveau départ avec les enfants qui ne seront plus jamais là.*

Entre parents ayant vécu l'expérience de la perte d'un enfant, être autorisés à parler de lui, à évoquer les souvenirs du passé et à pleurer cet enfant qui est mort le temps qu'ils jugent nécessaire, est certainement ce qui peut aider les parents à réinvestir la vie et à l'ajuster sans cesse au traumatisme qu'ils ont vécu. *Personne ne peut comprendre ce que c'est. Je veux en parler avec des gens qui savent ce que cela représente.*

En raison de la spécificité de ce deuil les groupes d'entraide *Apprivoiser l'Absence* sont proposés uniquement à des parents en deuil.

---

14. Geneviève Jurgensen, article paru dans *La Croix* le 9 septembre 1996.

Première partie : l'animation

• L'animateur

◊ Les critères pour devenir animateur dans le cadre des groupes *Apprivoiser l'Absence*

- Être bénévole.

- Accepter d'être formé à l'écoute, à l'entretien, à l'animation de groupe, à une meilleure connaissance du processus de deuil et à l'accompagnement du deuil [15]. Pour un parent en deuil, il lui est de plus demandé d'avoir été observateur dans un groupe d'entraide.

- Accepter le travail en équipe, à savoir :
  - la co-animation. Tous les groupes sont co-animés par deux animateurs : un parent en deuil et un professionnel « psy », psychiatre, psychologue ou thérapeute [16] ;
  - la présence d'un observateur qui est là en observateur de l'animation, pour s'assurer de sa motivation et de la distance qu'il a prise avec son propre deuil, également pour poursuivre sa formation à l'animation parce qu'il envisage de devenir lui-même animateur [17] ;
  - le travail associatif avec l'équipe des animateurs ;
  - faire partie d'un groupe de supervision de façon régulière, mensuelle ; les animateurs peuvent y analyser ce qui s'est passé dans leur groupe et leur implication dans son fonctionnement [18].

- S'engager à monter et mener un groupe d'entraide :
  - assurer les entretiens avec les personnes qui demandent à entrer dans un groupe d'entraide ; l'atmosphère du démarrage du groupe dépend beaucoup de la façon dont les animateurs sécurisent chaque

---

15. Voir La formation pour devenir animateur, p. 47.
16. Voir La co-animation, p. 51.
17. Voir L'observateur, p. 59.
18. Voir Le groupe de supervision, p. 64.

membre du groupe dans le premier entretien. Si le groupe ne démarre pas sitôt les entretiens passés, l'animateur fait patienter et maintient le lien (courrier informatif, etc.) ;

- assurer les aspects matériels de l'ouverture du groupe :
  - ✦ réservation de la salle. Il est préférable que ce soit un lieu respectant la neutralité et le caractère non confessionnel des groupes. L'accès doit être facile, l'endroit confortable et le cadre agréable ;
  - ✦ préparation du premier « verre de l'amitié » [19] ;
  - ✦ envoi d'une fiche d'inscription [20] ;
  - ✦ envoi d'un rappel de la date à chacun des membres une semaine avant la première rencontre en spécifiant d'apporter les agendas en vue d'établir le calendrier des rencontres du groupe, en indiquant que les participants sont invités à y faire le récit de la mort de leur enfant [21] ;
- préparer la liste des membres du groupe qui sera distribuée après que les récits ont été faits et comportant le nom et l'adresse de chacun, le prénom de l'enfant décédé, la date de son anniversaire et la date du décès, ainsi que les prénoms et l'âge des autres enfants s'il y a lieu ;
- préparer les rencontres, préciser les modalités de l'animation et faire la « relecture » des rencontres entre animateurs ;
- assurer la rédaction et la diffusion au sein du groupe des synthèses qui sont faites après chaque réunion [22] ;
- avoir des marques d'attention, en particulier envoyer des courriers aux dates commémoratives de la mort de chaque enfant (s'il s'agit d'une disparition ou d'un enlèvement et si l'enfant ou le corps de l'enfant n'a pas été retrouvé, l'animateur peut proposer de commémorer la date de la disparition), envoyer un courrier également pendant les vacances d'été qui correspondent à une longue période sans rencontre du groupe.

---

19. Voir l'annexe 4 : Les outils de l'animation, p. 172.
20. Voir l'annexe 1 : La fiche d'inscription, p. 147.
21. Voir Les récits, p. 78.
22. Voir La synthèse, p. 80, et l'annexe 4 : Les outils de l'animation, p. 172.

- Être au clair avec sa place d'animateur dans le groupe par rapport à ses deuils :
  - ne pas avoir perdu de proche depuis moins de deux ans ;
  - avoir acquis de la distance par rapport à son propre deuil, à sa propre souffrance, soit par la participation à un groupe d'entraide, soit par un travail de développement personnel, soit par tout moyen d'élaboration du processus de deuil reconnu par le co-animateur et les personnes qui lui confient la tâche d'animation. Cette distance est nécessaire pour qu'une souffrance similaire exprimée par un autre ne réveille pas la sienne ;
  - prendre appui sur son expérience de personne ayant vécu un deuil, appui intérieur qui élargit l'écoute. L'animateur accepte de ne faire qu'une référence discrète à son deuil au cours des rencontres et seulement en écho à ce qui se dit.

> *Une amie était venue me chercher dans le but de me former pour être animatrice par la suite. Participante d'un groupe d'entraide, puis observatrice, après animatrice... Je me suis lancée !... avec une co-animatrice qui avait une formation de psy et une observatrice. À trois, nous préparions régulièrement nos réunions. Avec un plan écrit, bien structuré, je ressentais moins de peur au ventre devant tous ces parents qui arrivaient avec leur bagage rempli de tristesse, de souffrance, de colère, de culpabilité. Se lancer n'est pas rien ! Je ne suis plus ce parent participant d'un groupe d'entraide, ce parent qui espère, qui attend, je suis maintenant « de l'autre côté de la barrière », je suis là pour aider, entourer les parents du groupe, les accompagner pour qu'ils ouvrent la porte difficile de l'espoir, cet espoir qui est au bout du chemin, l'espoir de s'en sortir, l'espoir de revivre en sachant que plus rien ne sera jamais pareil ! Avoir du recul par rapport à leur vécu ; ne pas revenir au mien* [23].

23. Chantal Cahour, animatrice de groupes d'entraide *Apprivoiser l'Absence*.

• Être au clair avec sa place d'animateur dans la relation avec les membres du groupe en évitant :
- de se laisser accaparer comme animateur lorsque la rencontre est terminée par une discussion qui devient un prolongement de la rencontre ;
- d'établir des relations privilégiées au sein du groupe tout le temps de sa durée ;
- de participer aux activités des membres du groupe en dehors des rencontres. Une fois le groupe fini, l'animateur se donne un délai avant d'envisager des relations individuelles avec l'un ou l'autre membre du groupe.

◊ Le rôle de l'animateur et les qualités dont il doit faire preuve pour animer

Le rôle de l'animateur est de favoriser le témoignage qui permet la résonance. L'animateur encourage à partager au sein du groupe : tout ce qui se dit hors du groupe est perdu pour le groupe.

L'animateur est vigilant à favoriser le témoignage et non les conseils [24], à s'abstenir de donner des réponses ou des solutions, à limiter dans le groupe les explications qui veulent aider à « faire comprendre ». Il évite des questions sur l'intériorité du participant ou sur ses intentions de résoudre le problème, des questions telles que : *Qu'est-ce que tu te dis intérieurement ? Pourquoi penses-tu de cette manière ? Il préfèrera dire : Y a-t-il quelqu'un dans le groupe qui vit ou a vécu quelque chose de similaire à ce que dit telle personne ?*

Il s'attache à développer la clarté des interventions en demandant de préciser une intervention confuse : *Je n'ai pas bien compris ce que tu veux dire au groupe. Pourrais-tu le dire autrement ?* Il peut aussi proposer lui-même une reformulation et vérifier que c'est bien ce que la personne voulait dire.

---

24. Il fait sienne la phrase de Walter Benjamin : *Conseiller c'est moins répondre à une question que présenter une suggestion.*

Il est le modérateur, le régulateur du groupe, veillant à ce que chacun ait sa place dans les échanges et dans les relations entre les membres du groupe ; en particulier lorsqu'un couple participe à un groupe, l'animateur sollicite l'expression de chacun des parents. Si l'animateur est responsable de ce qui se passe dans le groupe au niveau de la qualité des échanges et du temps imparti à chacun, il n'est pas responsable d'événements difficiles survenant aux membres du groupe (chômage, divorce... et même jusqu'aux tentatives de suicide). Il n'est pas tout-puissant !

Il manifeste de l'empathie par la reconnaissance et la validation de l'expression des personnes ; par la patience, en laissant aux personnes le temps qui est le leur pour leur expression verbale ou émotionnelle ; par la qualité de l'écoute et la disponibilité (le respect des silences et une présence effective de corps et d'esprit). Par ses qualités de chaleur et d'écoute, par une attitude qui favorise la résonance entre les participants, il sécurise le groupe.

Il reconnaît et encourage les efforts ; il encourage le fait de nommer les choses.

Il s'efforce de faire accepter la réalité de la perte, de faire émerger la souffrance dans ses composantes verbales et émotionnelles, de débusquer en douceur les résistances. Il aide à identifier ce qui se vit : *Je me suis aperçue que ce que j'avais perdu, c'était non seulement mon fils, mais toute une façon de vivre.*

Il croit dans les ressources du groupe et dans les capacités de chacun et chacune à traverser son deuil.

• La formation pour devenir animateur

François Dill, animateur de groupes d'entraide, psychologue, Centre François-Xavier Bagnoud[25]

Si la volonté d'animer des groupes d'entraide est une condition nécessaire pour exercer, elle n'est pas suffisante. La formation semble un impératif, qui permet de renforcer le désir d'aider par la technicité de l'aide, sécurité pour les participants et l'animateur.

Cette formation peut prendre deux axes complémentaires :
- l'entraînement à l'écoute active et à l'animation de groupe ;
- la réflexion sur l'histoire et les motivations des futurs animateurs.

L'animateur de groupe d'entraide doit permettre à chaque participant de trouver sa place particulière dans ce qu'il peut recevoir et apporter aux autres. Chaque histoire, chaque souffrance résonne pour les autres membres du groupe, d'une façon différente ou similaire. La manière qu'a l'animateur de diriger le groupe peut être un point d'appui important pour les participants, donnant à chacun son temps de parole, respectant des formulations quelquefois abruptes, supportant des avis différents, reformulant ou faisant reformuler une intervention, permettant l'expression des participants en écho à ce qui se dit, acceptant les silences comme des moments de pensée nécessaires. Il n'est pas là pour indiquer la bonne façon de faire son deuil, mais plutôt permettre que chacun, avec l'écoute, la réflexion, le soutien ou les propositions des autres, puisse avancer dans une dynamique qui lui est propre, avec le temps qui lui convient. Il permet que chacun soit entendu, reconnu par d'autres personnes souffrantes comme lui, soutenu et accompagné dans la durée de vie de ce groupe. Il n'est pas seul responsable de la dynamique qui s'instaure : chaque membre du groupe est acteur de ce qui se met en œuvre dans ces réunions.

---

25. Le Centre François-Xavier Bagnoud propose, dans le cadre de ses activités, des formations à l'animation de groupes d'entraide pour adultes et adolescents en deuil. 7 rue Violet, 75015 Paris. Tél. : 01 44 37 92 00. Fax : 01 44 37 92 01.

Il existe des stages de formation spécifiques à l'écoute active, dans lesquels l'apprentissage et l'expérimentation de ces techniques sont possibles.

Mais pour pouvoir garder sa fonction d'animateur, il est nécessaire qu'un animateur ne soit pas emporté par les émotions des participants qu'il va rencontrer. Il semble utile de rappeler que l'on ne rencontre jamais les personnes en deuil qu'au travers du crible de ses propres deuils ou de ce qu'on imagine qu'un deuil peut provoquer, le deuil, nous rappelle Freud, étant *la réaction normale à la perte d'une personne aimée ou d'une abstraction.* C'est l'intensité du lien à l'objet perdu qui rend le deuil douloureux. Par exemple, le chômage, un divorce, l'adolescence, déjà même sa propre venue au monde, peuvent être aussi des pertes qui génèrent des deuils plus ou moins douloureux. Les émotions et les souvenirs liés à ces pertes vont constituer des préalables plus ou moins conscients à toute rencontre avec des personnes en deuil ; ils peuvent devenir des écrans, des obstacles à l'écoute des autres, nous faisant prendre nos émotions et nos réactions particulières pour celles de tel ou telle autre dont l'histoire nous touche plus particulièrement, dans la sympathie ou l'antipathie.

Être le plus possible au clair avec ses expériences, ses émotions, est une nécessité dès lors que l'on se propose d'apporter une aide à une personne en souffrance. Tel est l'un des objectifs de la formation.

Il est bien évident qu'une telle formation ne va pas sans accepter le risque de s'exposer, un des outils de l'animateur de groupe d'entraide étant sa propre personnalité.

Il semble que l'on puisse déterminer trois temps dans la formation.

La première rencontre

La première rencontre entre le candidat animateur et le ou les formateurs ou responsables déjà formés peut être en soi une initiation à la formation : prendre le temps d'expliquer (et de s'expliquer) quel désir, quel projet nous anime, sur quelle histoire il s'étaie, l'énoncer et en entendre parler, confronter son désir au projet des responsables et aux besoins des personnes en deuil, découvrir le cadre de la pratique et les obligations qui y sont liées, semblent des passages nécessaires, confrontant le nécessaire idéal altruiste à la réalité d'une pratique encore étrangère.

Il se peut même à ce moment (comme aux autres temps de la formation) que le candidat renonce, découvrant par exemple que la pratique imaginée par lui n'était pas celle proposée, que la volonté d'aider peut être un masque posé sur une souffrance encore trop insupportable pour être regardée en face, que les nécessités d'un travail en équipe comportent des obligations trop contraignantes, etc.

L'expérimentation accompagnée

De tout temps, l'expérimentation accompagnée a constitué une méthode efficace de formation. Le projet de faire travailler un groupe de formation à l'animation d'un groupe d'entraide pour personnes en deuil dans la dynamique même d'un groupe d'entraide constitue une initiation à cet accompagnement. L'écoute active et l'animation sont expérimentées « grandeur nature ».

Le passage obligé par l'évocation en groupe de ses motivations, de ses propres deuils et des affects qui y sont liés est un temps nécessaire. Découvrir les deuils des autres, accueillir les émotions et les réactions intimes qu'elles génèrent pour chacun avec un recul minimum, et, dans un cadre sécurisant vivre des temps de silence chargés, exercer sa sensibilité et sa capacité à l'empathie distante mais bienveillante, constituent des moments de formation essentiels.

Les jeux de rôle, où chaque participant assure à son tour la fonction d'animateur, sont aussi des outils d'apprentissage intéressants.

Les animateurs de la formation agissent comme des animateurs de groupes d'entraide, garants du cadre et de l'ambiance tolérante et ouverte, mais sont également des référents théoriques indispensables. Ils vont apporter les informations utiles à la compréhension des mécanismes du déroulement d'un deuil, exposer les techniques d'animation...

L'évocation de ses propres souffrances liées à un deuil, la confrontation entre le vécu émotionnel et les apports théoriques qui en rendent compte permettent la prise de distance indispensable pour cesser de ne plus référer les émotions des personnes en deuil qu'à sa propre expérience. Ces temps de formation sont aussi l'occasion pour les futurs animateurs de pouvoir exprimer leurs craintes, poser leurs questions, se rendre compte que leurs soucis sont bien souvent partagés par les animateurs en formation, avec les effets de dédramatisation que cela entraîne.

De la même façon que les participants à un groupe d'entraide ont une responsabilité dans la façon dont se déroule un groupe, de même les futurs animateurs ont une responsabilité dans le contenu de la formation, par leur implication et leur questionnement.

Un temps de supervision

Un troisième temps important de formation est constitué par les temps de supervision. Rencontres régulières avec la participation d'un psychologue (psychanalyste), de tous les animateurs de groupe qui assurent l'animation d'un groupe, (mais aussi, pourquoi pas, avec ceux qui sont en attente de commencer ce travail) ; la supervision devrait être une obligation quand on travaille sur du « matériau humain » par la nécessité de rendre compte du travail effectué par l'animateur et par les participants.

Ces rencontres peuvent êtres des temps d'échanges privilégiés, à partir de l'expérience d'animation des groupes. Là peuvent s'exprimer toutes les émotions surgies, toutes les interrogations posées pendant les rencontres ; là encore peuvent se poser des questions qui n'auraient pas été abordées pendant la formation initiale.

Lieu de soutien, d'échanges, de ressourcement, voire de réconfort et de réassurance, l'élaboration en commun sur une question apportée par l'un ou l'autre permet aussi la dédramatisation de moments difficilement vécus, la « remise à la juste distance » de relations quelquefois trop impliquées ou trop distantes. C'est aussi dans ces lieux que la pratique peut donner naissance à un savoir transmissible.

Il paraît essentiel de considérer l'importance de ces trois temps de formation pour des animateurs de groupes d'entraide, successifs, complémentaires et indissociables.

• La co-animation

Guillaume Berrichon, psychologue, animateur de groupes d'entraide Apprivoiser l'Absence

Les groupes *Apprivoiser l'Absence* sont co-animés par deux animateurs bénévoles, c'est-à-dire volontaires et non-payés. La co-animation suppose tout autant une capacité à laisser de l'espace à l'autre animateur qu'une capacité à occuper soi-même une juste place. Au sein de ces groupes, le principe de la co-animation par un parent en deuil et un professionnel, tous deux formés à l'accompagnement du deuil a été mis en place. Le professionnel est, de préférence, « psy » : psychologue, psychiatre ou psychothérapeute. Il peut aussi s'agir d'un professionnel formé à l'écoute des personnes en deuil et à la dynamique de groupes, si un animateur psy n'a pu être trouvé.

Au Canada, où les groupes de soutien et d'entraide existent depuis plus longtemps qu'en France, lorsqu'il s'agit de groupes pour adultes en deuil, les animateurs sont deux personnes en deuil ; seuls les groupes d'enfants et d'adolescents en deuil nécessitent la présence d'un animateur professionnel en plus de celle d'une personne en deuil. En France, les pratiques sont diverses.

Les groupes *Apprivoiser l'Absence* sont co-animés en présence d'un observateur parent en deuil, ayant participé à un groupe d'entraide [26]. Parce qu'un professionnel a, *a priori*, des repères plus rapides que ceux d'un parent en deuil pour s'adapter aux modalités de fonctionnement d'un groupe, il ne lui est pas demandé de passer par le statut d'observateur.

L'intérêt de la co-animation

Comme pour d'autres types de groupes, la co-animation est à l'évidence intéressante à de nombreux égards pour les groupes d'entraide.

---

26. Voir L'observateur, p. 59.

Aux participants, elle offre par elle-même une double écoute (à laquelle s'ajoute celle de l'observateur). Établi sur un certain mode de fonctionnement, le binôme d'animation favorise un type de communication en réseau, indispensable notamment à l'exploitation de l'effet de résonance alors que la présence d'un seul animateur dans un groupe suscite volontiers une communication en faisceau, un effet de centration sur l'animateur, des processus d'appropriation et, en reflet, la tentation pour l'animateur d'un accompagnement qui développerait la dépendance des membres du groupe à son égard.

Pour les animateurs, la co-animation représente une plus grande garantie de fidélité aux objectifs et aux moyens définis, une vision plus objective des perceptions et observations personnelles et, avant même les supervisions, la possibilité d'examiner et de mettre à l'épreuve de l'autre les malaises, les interprétations, les mécanismes d'identification et de projection qui surviennent inévitablement lors des réunions. Cette situation de co-animation favorise une analyse des situations meilleure et plus complète et par conséquent une relecture des séances et de l'évolution du groupe plus objective.

Il est par ailleurs certain que la co-animation apporte un certain confort et renforce le sentiment de sécurité de l'équipe d'animation (observateur compris qui interfère lui-même sur le groupe) dans la mesure où les animateurs ont acquis une confiance, une connaissance les uns des autres qui leur permettent de privilégier entre eux une communication ouverte.

Les modalités de fonctionnement de la co-animation

Co-animer est une expérience intime qui nécessite que les modalités de fonctionnement et la place de chacun soient définies, discutées et réévaluées sur la base de l'expérience partagée. Les entretiens menés en commun, outre qu'ils permettent d'inaugurer la constitution du groupe membre après membre, sont l'occasion de cette discussion préalable entre animateurs. Elles font ensuite l'objet d'un ajustement réciproque, constituant lui-même la co-animation spécifique entre ces deux personnes-là, avec l'éclairage approprié des expériences d'autres animateurs lors d'une supervision. À ce titre, il est important que les animateurs se fixent, après chaque séance, un temps d'échange qui entre dans cette démarche d'adaptation réciproque, ainsi qu'au groupe lui-même. Cette démarche s'appuie sur le désir et la capacité des animateurs à adopter l'un à l'égard de l'autre une position qui encourage le développement de leur complémentarité, le partage des résonances individuelles pour que chacun puisse interroger sa façon de co-animer avec l'autre. Elle demande également une bonne connaissance relationnelle de la personne avec qui on anime afin que le plaisir pris à cette collaboration soit aussi de la partie.

Les modalités de fonctionnement de la co-animation peuvent être très diverses et il n'y a pas lieu d'en fixer des règles. Toutefois il est intéressant que les deux animateurs s'accordent sur leur rôle dans le groupe (et si possible que les rôles s'échangent au fil des rencontres) : l'un est animateur « principal » et gardien du temps (temps de parole de chacun, temps de la rencontre, etc.), vigilant quant au déroulement de la rencontre ; l'autre animateur peut ainsi être dans un rôle d'observation du groupe ; il peut aussi intervenir à vif au vu d'une réaction d'un participant que l'animateur principal a pu ne pas repérer. Lors de la relecture du vécu du groupe entre animateurs, il est à même de porter un regard plus distancié que celui de l'animateur principal.

Le parent en deuil dans l'animation

La place de l'animateur parent en deuil semble aller de soi. Il est un « aidant naturel », un autre qui est passé par l'épreuve de la perte de son enfant, un pair avec qui partager l'innommable à cette période où prédominent dans la vie des personnes en deuil les sentiments d'isolement, d'incompréhension, de solitude et de marginalisation sociale. Cette personne qui anime et qui a connu elle aussi la perte d'un enfant joue le rôle d'étincelle, de déclencheur par rapport au groupe : *Moi parent en deuil, je me reconnais dans cette personne*. Elle peut tout entendre, fait miroir et fournit des repères pour poursuivre la route. Elle permet un transfert particulier fait de complicité et de confiance, ancré dans l'expérience commune, celle de la perte d'un enfant. L'animateur parent en deuil est un pôle d'identification très fort pour le groupe.

Comme l'animateur parent en deuil s'appuie sur son expérience, celle de la traversée de l'épreuve, qui débouche, au présent, sur sa capacité à réinvestir cette expérience dans le soutien qu'il souhaite offrir à d'autres, sa seule présence à cette place témoigne des éventuelles potentialités de chaque membre et du moins de l'évolution possible du deuil après la mort de l'enfant. Il est témoin au sens où il incarne la preuve que l'on peut survivre au cataclysme que représente la perte d'un enfant ; en cela il est porteur d'espoir. Il témoigne non seulement que l'on peut survivre mais revivre après une telle épreuve : *Si cette personne s'en est sortie et est capable d'entendre ma peine, alors moi aussi je pourrai m'en sortir.*

L'animateur parent en deuil ne se pose pas pour autant en modèle. Il a un profond respect du chemin unique fait par chacun dans cette aventure qu'est l'élaboration du processus de deuil. Il veille à ne pas passer du pôle d'identification à un pôle de modélisation ou de projection.

Le professionnel psy dans l'animation

a) Pourquoi un professionnel psy ? Ses motivations à s'engager

L'animation de groupes de parole, de soutien, de formation est un des aspects de l'intervention d'un professionnel. Un autre est l'animation de groupes de thérapie, définis par leur structure, le rôle du thérapeute et l'utilisation de techniques thérapeutiques précises bien que non spécifiques à la situation de groupe. Cependant, les facteurs qui interviennent dans le processus thérapeutique sont difficiles à identifier précisément. En tant que telle, la situation de groupe est porteuse de changements individuels, dès lors que les personnes réunies sont encouragées à exprimer librement leurs perceptions et leurs émotions et à écouter celles exprimées par d'autres.

La motivation à co-animer un groupe avec un parent en deuil, pour le professionnel, s'articule sur :

- le deuil comme expérience humaine et, à ce titre, non reliée a priori à une interprétation psychopathologique qui justifierait l'intervention de professionnels spécialistes, mais susceptible d'abord d'être partagée entre pairs ;

- une conception de l'humain comme capable par lui-même d'évolution, de développement, de relation à lui-même et aux autres, de faire face à l'angoisse et de vivre avec les épreuves et les sources d'angoisse, aussi abominables qu'elles puissent être parfois ;
- l'engagement dans une démarche de solidarité et la conviction qu'il est, dans cette expérience, un espace dans lequel chacun peut trouver sens à ce qu'il vit, dans le lien qui le relie aux autres, à d'autres, dans son identité personnelle.

La motivation à s'investir dans l'animation d'un groupe trouve aussi son origine dans l'expérience personnelle. Il y a bien sûr l'expérience du deuil, des pertes et le travail qu'elles ont suscité chez le professionnel comme chez le bénévole, qui s'inscrit dans cette dynamique de soutien. C'est aussi le fondement d'une communauté à vivre, réunissant dans une démarche et des objectifs communs des personnes différentes, dans le respect de leur personnalité, de leurs expériences et de leurs compétences.

Enfin, pour le professionnel, s'engager dans cette démarche c'est aussi laisser par là-même de côté une part de son statut, et tenter de se prémunir d'un professionnalisme hermétique, en somme une incitation à renouveler et approfondir ses propres motivations.

b) Un statut ambigu, une place paradoxale

Acceptant de collaborer à l'animation, il accepte un statut de professionnel bénévole dont le cadre n'est pas extrêmement précis. Il peut en éprouver une certaine gêne dans le choix des stratégies à employer dans le contexte du groupe d'entraide et à trouver sa propre façon d'intervenir dans l'animation. Le groupe est défini par l'aide naturelle, la solidarité, l'entraide. Le psy peut se trouver alors dans une demande ambiguë : utiliser ses compétences autrement qu'il le ferait habituellement dans le cadre professionnel, s'appuyer sur elles tout en s'efforçant de ne pas les placer au premier plan.

En regard des définitions du groupe d'entraide, la place du professionnel psy peut paraître tout à fait paradoxale. Le professionnel psy se joint au groupe dans le respect de la philosophie du groupe d'entraide et des principes qui le sous-tendent. Il accepte de se défaire de son statut formel de professionnel psy et des modalités d'intervention habituelles à son exercice professionnel qui peuvent être très différentes. Lorsque s'exprime, au cours d'une réunion, un état de souffrance que le parent relie à une problématique antérieure à la perte, la difficulté pour le professionnel est de ne pas s'engager dans une dynamique d'investigation comme il le ferait en groupe de thérapeutique ou en aide individuelle. Bien que ses connaissances et ses compétences (en matière de déroulement de deuil, d'écoute et d'animation des groupes, etc.) soient sollicitées, son engagement personnel dans l'équipe d'animation comme expression d'une solidarité au-delà de son champ professionnel est au premier plan. C'est pourquoi le professionnel qui s'engage dans cette démarche peut aussi se présenter (et se représenter) comme un pair, traduisant par sa participation la solidarité qui le mobilise. Il paraît important qu'il soit aussi en contact avec son expérience personnelle du deuil et de la perte et qu'il puisse aussi s'appuyer sur elle, quitte à s'autoriser à résonner aux paroles échangées comme tout autre membre du groupe.

Comme dans toute équipe qui se constitue, un temps d'adaptation est nécessaire et structurant, car il détermine ensuite l'articulation appropriée des compétences de chacun et leur développement réciproque.

Le professionnel, quelle que soit sa personnalité et sa pratique, s'il n'a pas perdu d'enfant, est marqué par la réalité de cette différence par rapport au groupe. En cela, il représente l'autre, celui qui ne saura jamais, qui ne peut imaginer. C'est ce qui, articulé avec sa compétence professionnelle, peut lui permettre parfois d'échapper aux identifications avec ce qui est dit, de garder une distance relativement juste et d'être parfois plus aisément attentif à ce qui singularise l'expérience de chacun. C'est aussi ce qui peut encourager à s'efforcer de communiquer avec celui qui n'a pas vécu cette épreuve, avec les limites et aussi les possibilités qui restent à explorer.
Alors que le parent ayant vécu la perte de son enfant s'appuie sur son expérience (et répond par sa présence même au sentiment que seul celui qui l'a vécue peut me comprendre), le professionnel s'appuie sur ses compétences et ses connaissances pour :

- mettre en relief les éléments qu'il identifie comme déterminants dans le déroulement actuel et l'évolution ultérieure du processus de deuil ;
- attester de la « normalité » de ce que vivent les participants. La parole du professionnel peut aider à légitimer et valider les ressentis et les émotions, en particulier lorsque l'angoisse du parent est majorée par sa propre interprétation de ses réactions (ou encore celle de l'entourage). Cela peut contribuer à briser le cercle des reproches que se formule la personne en deuil et qui le maintient dans une appréhension dépressive du monde et de ses relations avec les autres. Il est parfois sollicité par le groupe pour donner un avis sur des attitudes et des comportements, notamment concernant la fratrie en deuil ;
- favoriser l'expression de l'ambivalence, notamment celle éprouvée à l'égard du défunt ;
- exercer une vigilance particulière afin qu'aucun membre du groupe ne sorte de la réunion dans un état de réelle détresse (pouvant aller jusqu'à envisager, en accord avec le co-animateur, un appel téléphonique avant la prochaine rencontre) ;
- aider à l'identification de processus pouvant nécessiter une aide (psychologique et/ou médicamenteuse) extérieure au groupe, en apportant des informations et en répondant aux questions plutôt qu'en proposant avant même qu'une demande de cet ordre soit formulée.

Parce qu'il n'est pas embarqué dans la tornade du deuil et parce que le groupe lui attribue un savoir théorique, l'animateur psy est une racine de sécurité pour le groupe. Il est aussi une racine de sécurité pour l'animateur parent en deuil.

Déjà en amont, lors de l'entretien, la présence de l'animateur professionnel psy est particulièrement précieuse car il est à même de déceler chez un participant certaines données psychiques relevant d'un travail thérapeutique (risque de complications de deuil) ce qu'un parent en deuil (sans formation particulière dans ce domaine) n'est pas nécessairement à même de déceler. Il est plus à même également, en cas de prise de médicaments par un participant, d'en évaluer l'impact sur sa capacité d'investissement dans le groupe et sur les complications éventuelles de son deuil.

Confiance commune dans le groupe et complémentarité de la co-animation

Le professionnel psy est là, au même titre que le parent en deuil animateur, pour vivre les valeurs développées dans le groupe : l'accueil, la compassion, le témoignage, le partage et la résonance. Tous deux ont à cœur de développer des qualités d'écoute, de patience, d'empathie. Tous deux sont là au titre de témoins : témoins qui entendent et témoins qui attestent du chemin parcouru. Tous deux savent que le rythme d'intégration personnel du deuil appartient à chacun et est propre à chacun. Tous deux savent que s'ils peuvent agir en complémentarité, c'est avant tout le groupe lui-même qui apporte une aide bienfaisante dans le soutien et les recherches de réponses aux questions posées par ses membres.

Ainsi, les critères pour être animateur s'appliquent au parent en deuil comme au professionnel et, en particulier, tout comme il est demandé au parent en deuil d'avoir travaillé la distance à son propre deuil et d'être capable de n'en parler que très discrètement et en écho à un témoignage d'un membre du groupe, il est demandé au professionnel de ne pas mettre en avant ses références théoriques.

La présence d'un professionnel « psy » n'est certes pas une condition indispensable pour la co-animation mais elle apparaît, après plusieurs années de pratique, d'une grande richesse. Dans les groupes d'entraide Apprivoiser l'Absence *qui, à ce jour, ont été suivis par plus de 200 parents, la spécificité de l'animation de ces groupes repose sur cette co-animation : Je peux être vraiment un animateur parent en deuil en toute sécurité grâce à la présence du psy, et ce dernier peut être entendu par le groupe en tant que psy grâce à ma présence de parent en deuil. Elle permet une conjugaison très riche du pôle d'identification et du pôle de référence théorique du deuil, de l'autorité de l'expérience reconnue à l'animateur en deuil avec celle du « savoir » attribué par le groupe à l'animateur psy*[27].

---

27. Intervention d'Annick Ernoult, dans le cadre du Centre François-Xavier Bagnoud, au colloque de Médecine suisse palliative, le 7 novembre 1998 (avec l'aimable autorisation du Centre François-Xavier Bagnoud).

• L'observateur [28]

Fernande Genre, Véronique Poivre d'Arvor, animatrices de groupes d'entraide Apprivoiser l'Absence.
Elisabeth Guillaumin, observatrice dans un groupe d'entraide Apprivoiser l'Absence

Après la mort de son enfant, quand on a saisi la bouée de sauvetage que représente le groupe d'entraide, quand on a fait le chemin du partage avec d'autres parents endeuillés, quand on commence à retrouver un sens à sa vie, le projet de devenir à son tour parent accompagnant s'esquisse tout doucement... Souhait de témoigner sa solidarité auprès de ceux que frappe l'épreuve, volonté d'essayer de donner un peu de tout ce qu'on a reçu.
Mais aussitôt, les questions et les doutes viennent tempérer le bel enthousiasme créé par la naissance du désir d'animer un groupe. *En aurais-je la capacité ? Suis-je suffisamment solide pour que la souffrance entendue ne vienne pas trop réactiver la mienne ?*
Diverses structures offrent la possibilité d'acquérir une formation à l'animation et à l'accompagnement du deuil ; elles sont indispensables et sont proposées par l'association *Apprivoiser l'Absence* pour devenir animateur. Mais seule l'expérience vécue en « immersion totale » au sein d'un groupe peut apporter une réponse aux interrogations soulevées. La proposition de faire partie d'une équipe en tant qu'observateur, en tant qu'observatrice, est alors accueillie comme le point de départ d'une démarche humble et exaltante qui peut mener un jour au partage de l'animation.

Deux mamans ayant participé en tant que parents endeuillés à un groupe d'entraide en mars 1996 sont devenues observatrices (deux et trois ans après la fin du groupe) ; elles sont maintenant animatrices. Elles relatent leur expérience en soulignant ce qui a aidé et ce qui a été

---

28. L'observateur est là en observateur de l'animation, pour s'assurer de sa motivation et de la distance qu'il a prise avec son propre deuil, également pour poursuivre sa formation à l'animation parce qu'il envisage de devenir lui-même animateur (voir Les critères pour devenir animateur, p. 42).

difficile. Elle précisent qu'elles connaissaient bien les animatrices du groupe et que cela a beaucoup favorisé l'ensemble de leur démarche. Une autre maman observatrice au cours de l'année 2000 fait part de sa réflexion, de ses questions *car l'expérience d'observatrice peut conduire à la décision de ne pas devenir animatrice.*

L'expérience de l'observation : l'observateur n'est pas acteur ; il n'est pas non plus spectateur

L'observateur ne participe pas aux entretiens individuels avec les parents souhaitant intégrer un groupe.
Les animatrices ne m'ont rien révélé de l'histoire personnelle de chacun ; je suis arrivée comme chaque membre du groupe à la première rencontre, sans rien savoir des circonstances du décès de chaque enfant.

Le groupe est prévenu de la présence d'un observateur.
Lors de la première rencontre, l'observateur se présente.
J'ai dit que je n'observais ni le groupe, ni les animatrices, mais moi-même pour mesurer, chemin faisant, si mes motivations et mes capacités potentielles à animer se confirmeraient.
Lors des rencontres du groupe, l'observateur n'intervient pas, ou très peu, n'a pas à faire le récit de la mort de son enfant.
L'observateur, comme chaque membre du groupe et comme les animateurs, adhère aux règles de fonctionnement du groupe.
Il rédige, ou non, en accord avec les animateurs, les synthèses des réunions du groupe.

C'est donc en retrait que se situe l'observateur.
J'ai choisi d'adopter la règle du silence ; elle ne m'a pas été imposée et j'ai trouvé a posteriori que c'était le bon choix.

- Le silence laisse libre cours à la parole de l'autre, des autres ; il libère du temps et de l'espace pour les membres du groupe, espace et temps précieux alors que les réunions semblent courtes. Se taire, c'est donner de l'existence à l'autre, c'est se laisser transporter au rythme de l'autre.

- Le silence permet de mesurer l'impact de la résonance : *Pourrai-je tout entendre alors que le silence, mon silence, sera ma seule réponse ?*
- Le silence demande un retour en soi-même et une exploration de ce retour.
- Le silence permet de dire : *Où en suis-je avec ma propre souffrance ? Des zones sont-elles encore à vif ? Qu'en est-il du sentiment de soi, non sous le regard des autres, mais sans le regard des autres ?*
- Et puis, plusieurs fois, un surgissement intérieur : *Ce n'est pas ton histoire, c'est la sienne, c'est la leur. Approche sans doute de la réaction distanciée future !*
- Ainsi, dans le silence se mesure le chemin parcouru : *J'ai vécu cela, mais je n'en suis plus là,* ou bien : *Voilà quelque chose qui m'éclaire.*

Dans le groupe où j'étais observatrice, ce silence a interpellé plusieurs parents : Comment fait-elle ? *sans toutefois les gêner, comme l'évaluation de fin de groupe l'a montré.*

Très vite les parents du groupe apprennent à apprécier cette présence silencieuse, l'observateur fait partie intégrante du groupe. Ce n'est pas un spectateur, mais un compagnon qui « sait » et qui partage tout : un regard, un sourire, un geste d'encouragement peuvent aider mieux qu'un long discours.

Ce qui a aidé dans la phase d'observation

Bien connaître les animatrices et être avec chacune d'elles dans une amitié authentique, en confiance totale.

Me souvenir d'où je viens, c'est-à-dire avoir été parent en deuil dans un groupe et savoir que ce qui est accueilli dans le groupe, c'est l'acceptation de la faiblesse et/ou de la vulnérabilité ; c'est l'expression libre des émotions.

Les rencontres avec les deux animatrices juste avant la réunion du groupe : une heure passée ensemble à échanger, dire les appréhensions, s'informer et envisager le déroulement de l'animation. Étant ensemble, nous arrivions alors toutes les trois, ce qui renforçait la cohésion de l'équipe d'animation.

Juste après la réunion, le trajet de retour était commun avec l'une des animatrices. L'expression des ressentis, la spontanéité des échanges étaient ainsi facilitées et donnaient lieu à une confrontation féconde.

Ces temps forts (avant et après les rencontres du groupe) ont levé l'obstacle du positionnement passif du statut d'observateur. J*e pouvais rompre le silence et dans une parole totalement libre :* ***dire***. Je devenais alors plus animatrice que parent observateur.

Les relations d'amitié et de simplicité qui s'instaurent entre les animateurs et l'observateur comptent énormément dans la confiance que ce dernier va acquérir face à son futur rôle. Plus les échanges à propos de la vie du groupe sont riches plus l'observateur prend conscience de la responsabilité qu'il s'apprête à endosser.

Les supervisions [29] riches d'expériences partagées. L'écoute de ce qui se déroulait dans d'autres groupes confortait souvent des points de vue personnels concernant un obstacle à surmonter.
La supervision met tout le monde sur un pied d'égalité, chacun, observateur, animateur : parent en deuil ou psychologue, vient exprimer ses doutes, ses questions et chercher des éclairages.

Ce qui a été difficile

Me situer comme parent en deuil aux prises avec sa blessure, et en même temps me situer comme future animatrice se projetant dans la situation : *Qu'aurais-je dit ou fait à ce moment là ?*

---

29. Lors d'une supervision régulière, mensuelle, les animateurs peuvent analyser ce qui s'est passé dans leur groupe et leur implication dans son fonctionnement (voir Les critères pour devenir animateur, p. 42 et Le groupe de supervision, p. 64).

Des questions telles que : *Vais-je repasser par un chemin difficile et désespérer à nouveau ? Suis-je vraiment disponible ?*

Tenir dans le silence.

- À deux reprises le silence a été rompu, à des moments où l'interférence avec mon vécu personnel a été trop fort : entendre dans le groupe une chanson qui avait été choisie pour la mort de mon fils ; entendre un témoignage d'un parent du groupe sur la fratrie alors que je suis aussi une sœur endeuillée. Dans les deux cas, je n'étais pas à l'aise avec le fait de **dire**. En effet, j'identifiais que ce n'était pas « mon » groupe d'entraide, mais un groupe dans lequel j'avais résolument choisi le silence ; le briser à ces moments-là abolissait la distance. J'ai néanmoins, dans ces deux situations, choisi de prendre la parole et d'expliquer ce qui se passait pour moi et le mal être que je ressentais. Ce fut très bénéfique pour tous.

- Ne pas m'autoriser à vivre la résonance ou signifier à une personne du groupe qu'elle est reconnue dans ses propos : *Ce que tu ressens sonne tellement juste, fait écho en moi... J'ai connu la même peur, la même angoisse.*

Tenir dans le silence a parfois été difficile.

Ainsi

L'observateur est là pour s'imprégner petit à petit de tout ce qui fait l'âme du groupe ; il essaye de comprendre l'interaction qui s'ébauche puis prend corps entre les animateurs et les participants ; il apprend de ses aînés dans l'animation comment faire circuler la parole, comment la faire rebondir, comment accueillir l'émotion et les larmes, comment trouver le mot juste pour soulager ou détendre l'atmosphère.

C'est de cette immersion totale, complétée par les formations appropriées que peut naître en soi la conviction que l'on va pouvoir devenir animateur. En effet, accepter le rôle d'observateur dans un groupe de parents en deuil, c'est penser que la démarche conduira, inévitablement, à l'animation, parce que l'association investit sur le futur parent animateur à travers des formations, l'observation d'un groupe et les supervisions ; également parce que la démarche de devenir observateur est vécue, par le parent lui-même, comme un premier pas vers l'animation.

Pourtant

L'expérience d'observateur peut conduire à prendre la décision de ne pas devenir animateur. En effet, les difficultés par lesquelles tous passent (le silence, la résonance avec sa propre douleur, la distance, etc.) peuvent se révéler insurmontables, tout comme l'éventualité d'animer soi-même un groupe.

À ce moment-là, se pose la question de la culpabilité à l'égard de l'association, de tout ce qu'elle a investi et surtout de tout ce qu'elle a apporté auparavant alors que le parent en deuil était dans la détresse. Dans la démarche d'animation, il y a, très forte, la volonté de rendre ce que l'on a reçu alors qu'on était soi-même dans la douleur. Être observateur, c'est parfois prendre conscience qu'on est incapable de le faire ou bien que ce n'est pas là qu'on souhaite s'investir ; c'est l'accepter et réfléchir à d'autres façons d'aider. L'association est là aussi pour aider le parent à renoncer.

• Le groupe de supervision

Aliette d'Ivernois de Panafieu, psychothérapeute, formatrice

Dans les groupes d'entraide *Apprivoiser l'Absence*, les animateurs et les observateurs s'engagent à faire partie régulièrement d'un groupe de supervision. C'est là que se construit le sentiment d'appartenance à une association et à un réseau d'aide aux personnes en deuil. Une supervision individuelle priverait l'animateur de cette appartenance si précieuse, de ces partages irremplaçables et de cette énergie renouvelée grâce au groupe qui fonctionne à la fois comme écho, miroir et protection.

La supervision, c'est un temps d'apprentissage grâce au travail sur les erreurs et c'est un lieu de découvertes.

Un groupe de supervision est un groupe dans lequel l'animateur a une place de participant. Comme dans les jeux de rôle, le fait de changer de place permet de voir autrement, de prendre conscience de ce qui est alors mis à distance. Il ne s'agit pas de se mettre à la place de l'autre (du participant au groupe en l'occurrence) mais de vivre l'expérience du groupe de l'intérieur.

En matière de relation d'aide : *Je ne peux entendre que ce que j'ai déjà dit. Je ne peux être attentif à l'autre que si ce qu'il exprime ne réveille plus en moi des émotions que j'aurais éprouvées, sans les avoir partagées et qui feraient alors écran.* Participer à un groupe de supervision c'est se mettre en situation de vérifier son confort dans le « rôle » de participant et c'est tester sa capacité à respecter les règles de fonctionnement.

Règles et consignes du groupe de supervision

Les règles donnent un cadre au groupe, condition de la confiance dans les relations et de la qualité du travail réalisé. Elles structurent les transactions comme un guide, quelles que soient les composantes affectives, les rencontres amicales à l'extérieur du groupe, les heurts ou les désaccords.

J'aime les désigner sous le sigle des *3 R*.

Le premier R, c'est la règle du *respect* (à la fois respect des autres et respect de soi ; ce dernier étant souvent oublié !). Nous nous engageons à ne porter aucun jugement de valeur et à ne pas parler à l'extérieur de ce qui se dit à l'intérieur du groupe. Le sentiment de sécurité dans le groupe repose sur cette garantie que ce que nous vivons là ne sera pas divulgué ni même débattu entre les membres du groupe, hors du groupe.

Les deux autres R désignent les consignes, sorte de mode d'emploi :

- la *réactivité* : nous insistons sur l'intérêt de prendre des initiatives, de poser des questions et de faire des observations (à l'opposé donc de la passivité) ;
- la *responsabilité* : nous invitons chacun à se donner les moyens de trouver dans le groupe ce dont il a besoin ou envie, à y faire des demandes et à y être acteur ; à y prendre sa part résolument plutôt

que de s'y sentir victime, résigné ou dévalorisé ; à en être satisfait ou non, mais à l'assumer comme un choix sans désigner à l'extérieur une cause à son malaise. C'est ce sentiment de responsabilité qui nous fait remplacer le jugement de valeur : *Comme Nicole est difficile dans le groupe !* par *Comme je suis en difficulté avec Nicole dans le groupe !*

La différence n'est pas dans le style mais dans l'engagement.

Éprouver le sentiment d'appartenance

Après avoir pendant des années privilégié la communication, j'ai peu à peu réalisé que ce n'était pas suffisant pour exister et qu'elle ne rendait pas compte du besoin de co-exister. C'est le groupe qui donne les moyens d'être reconnu et de reconnaître les autres. Boris Cyrulnik dit même que notre identité est une identité d'appartenance et, selon Edgar Morin, l'identité se constitue au carrefour de plusieurs appartenances. C'est dire combien, dans le groupe de supervision aussi, l'appartenance est un concept majeur. Pour favoriser ce sentiment l'assiduité aux rencontres du groupe est une recommandation de bon sens.

Se sentir accompagné et parler en toute sécurité

En dehors de ce sentiment de solidarité, le groupe de supervision apporte le grand réconfort de se sentir accompagné dans son engagement d'animateur grâce à la ressource du *J'en parlerai la prochaine fois* qui protège du froid de la solitude dans la tourmente. C'est le luxe extraordinaire de pouvoir parler en toute sécurité, de se sentir en confiance pour évoquer ce qui trouble, blesse, heurte, réjouit, décourage ou fait obstacle à la disponibilité.

Expérimenter la légitimité

La légitimité, c'est le sentiment d'avoir le droit ; ici le droit de prendre la responsabilité d'animer, non pas seulement parce que quelqu'un m'en a jugé(e) capable et m'en a fait la demande, mais parce que je peux m'appuyer sur une force intérieure, force qui me permet de mener un groupe avec ce que cela suppose d'autorité, de savoir-faire, d'initiative.

Indépendamment de cette compétence, il s'agit de la confiance à se faire pour entreprendre cette aventure et la poursuivre avec le soutien d'autres animateurs.

Développer une qualité de présence aux autres, élargir son cadre de références

La qualité de présence est construite au fur et à mesure de nos différentes expériences et s'affine sensiblement grâce aux « arrêts sur image » – examen attentif des moments difficiles vécus en situation d'animation – et grâce aux réajustements au coup par coup.
Le groupe offre une chance d'enrichir sa boîte à outils d'animateur. Grâce aux confrontations, aux exemples des situations concrètes, aux jeux de rôle, le groupe multiplie les possibilités de comparaisons et donne ainsi des indications pour affiner une analyse, oser une intervention, élargir son cadre de références.

Comment se passe une supervision ?

Nous prenons quelques minutes pour reprendre contact grâce à un exercice de créativité et rappeler les règles – sorte de rituel qui matérialise l'appartenance – puis chacun peut énoncer en deux phrases son projet pour la séance de travail. Par exemple l'embarras face à un parent bloqué à une étape de son deuil (déni de sa douleur ou culpabilité), face à un parent qui ne parle pas ou au contraire qui occupe tout l'espace de la parole ; ou bien l'impatience face à celui qui résiste à tout témoignage de compassion des autres parents ou des animateurs. Ceux qui le souhaitent prennent alors la parole à tour de rôle.

Le plus souvent il s'agit de partager une expérience (telle une première co-animation), une émotion (devant le malaise physique d'un parent), un succès (la satisfaction d'une bonne cohésion de groupe) ou une difficulté (un parent semble avoir besoin d'une aide psychothérapeutique ; un animateur n'éprouve pas de sympathie pour un participant). Sauf si le participant ne le souhaite pas – ou pas tout de suite – les membres du groupe réagissent, témoignent, donnent leurs impressions ou des éléments d'expérience.

Il est souvent question :

- de ce qui se passe en dehors des réunions de parents : comment mettre un terme à un appel téléphonique qui ne respecterait pas l'engagement de traiter ce qui appartient au groupe dans le groupe d'entraide ?
- de la façon de terminer un groupe et de vivre la séparation lors de la dernière séance : comment préparer les parents à la fin du groupe d'entraide ?
- de la place et de la fonction de l'observateur ;
- des options face à un parent en colère, mutique ou dépressif.

Chacun parle de ses propres découvertes (une idée pour constituer le groupe lors de la première séance), observations (distinction à faire entre agir et réagir) ou suggestions (à propos de la gestion du temps par exemple).
Ce peut être l'occasion, à partir d'une situation concrète, d'initier un jeu de rôle, tel que : *Comment confronter une transgression de la règle de non-jugement de valeur ?*
Il est possible de proposer un débat sur une question pratique : *À partir de combien de parents un groupe peut-il fonctionner comme tel ?* ou sur une question plus personnelle telle que la motivation pour accepter la responsabilité d'un groupe d'entraide.

L'objectif n'est pas d'obtenir un accord, mais de se poser des questions et de les soumettre « au feu de la critique »

L'essentiel n'est pas d'aboutir à un consensus mais d'échanger, de poser des questions et se donner le temps de les laisser mûrir.
Apprendre encore et encore à accompagner les parents dans leurs difficultés : parler de ce qui est intime, mettre des mots sur les maux, écouter et se taire.
Proposer comme études de cas les expériences passées (difficulté à ne pas déborder sur l'horaire indiqué, silence ou prise de parole de l'observateur).
Anticiper les expériences à venir pour mieux s'y préparer (un possible conflit dans un couple de parents sur le thème de la culpabilité prévu pour la réunion suivante).

S'entraîner à prendre la parole ; sinon comment, une fois animateur, donner aux participants la liberté d'en faire autant ?
S'interroger sur les effets de ses comportements sur les autres, en situation de relation d'aide.
Travailler à repérer les formes de possible violence – évidente ou cachée – (remarque ironique, geste d'impatience), à être disponible avec bienveillance et à laisser les émotions être, comme leur nom l'indique, de l'énergie en mouvement.
Poursuivre le long apprentissage de l'écoute, d'un accueil authentique de la parole des parents en deuil et de la bonne distance.
Observer les bienfaits et les dangers du désordre sans ni l'interdire ni l'aseptiser et ce, dans le groupe (rebelle, contestataire), dans les relations non pas idéalisées mais réelles.
Expérimenter sa compétence de modérateur.
Satisfaire son besoin de soutien.
S'entraîner à accueillir les conflits, à éviter les hors sujet et à donner au groupe les encouragements ou limites dont il a besoin.

Éric Berne, fondateur de l'Analyse transactionnelle, rappelle non sans humour *la nécessité de tremper la lame trop molle de la sentimentalité dans le feu de la critique.*

Ce qui revient le plus souvent

Mais la question qui revient sans doute le plus souvent est celle de la responsabilité de chacun : animateur, participant, observateur, avec immanquablement les dangers du sauvetage. Oui ! La tentation de sauver l'autre, surtout s'il souffre. Souhaiter prendre en charge sa souffrance, espérer ainsi lui en faire faire l'économie, éviter le malaise de l'expression d'une douleur (souvent en écho d'ailleurs à sa propre expérience).
Vouloir sauver c'est inciter l'autre à taire son chagrin, avant qu'il ait pris le temps de l'exprimer à son rythme et jusqu'au bout ; c'est vouloir qu'il aille mieux – ou moins mal – au lieu d'accepter que dans l'épreuve du deuil, le plus réparateur est de sentir son chagrin, d'oser le dire et pleurer. Attention au piège de vouloir à la place de l'autre – et ce, pour son bien !

Assurer une supervision c'est

Pour moi, reprendre certains points tels que l'importance de distinguer entendre et comprendre ; et, puisqu'il n'est guère possible de faire les deux simultanément, de choisir d'entendre – c'est-à-dire d'accueillir davantage avec le cœur qu'avec la tête.
Il m'appartient de rappeler qu'accompagner n'est pas assister, que douloureux n'est pas forcément destructeur, qu'agressivité n'est pas synonyme de violence.
Il m'appartient de créer le contexte qui développera le sentiment d'appartenance.

Un groupe de supervision c'est

Accompagner chacun sur son chemin de deuil, pas à pas, en lui faisant confiance pour savoir mieux que quiconque ce dont il a besoin. Participer à un groupe de supervision c'est parler de cette expérience avec ce qu'elle suppose de surprises, de doutes et de remises en question ; et c'est faire à plusieurs l'expérience des frustrations inévitables.

Un groupe de supervision, c'est un temps pour soi, un espace à partager dans la confiance, l'expérience d'être accompagné dans le respect de sa spécificité. C'est une régulation qui protège des tentations de l'impuissance et des pièges tout aussi périlleux de la toute-puissance.

Un tel groupe est à l'image de la vie, parfois désordre, souvent joyeux, toujours chaud et animé, exigeant, imprévisible et comme elle aussi, occasion de grandir avec les autres.

Deuxième partie : le groupe

• Constituer un groupe

Les groupes ne peuvent se constituer qu'après un travail d'information fait dans la presse, les médias et les instances qui peuvent les faire connaître auprès du grand public. Cela suppose, en amont de la création des groupes, un travail en réseau avec les diverses associations spécialisées régionales et nationales.

Les animateurs effectuent ensuite les entretiens avec les futurs membres du groupe afin de vérifier l'adéquation de leur demande avec l'offre du groupe d'entraide. Ils décident, en accord avec les personnes rencontrées en entretien, de celles qui feront partie du groupe ; ils réorientent les autres. Ils s'efforcent de constituer un groupe équilibré en harmonisant les dates du décès, l'âge des enfants décédés, les causes du décès, etc. La diversité des causes de décès a toujours été, dans notre expérience, d'une grande richesse car elle ouvre les membres du groupe à d'autres histoires de deuil, à d'autres manières d'élaborer la perte. Toutefois, accepter de prendre dans un groupe un parent qui a perdu un enfant depuis longtemps (plus de 10 ans) ne peut se faire qu'avec beaucoup de précautions, au cas par cas, en effet cela risque de décourager les personnes qui viennent de perdre leur enfant. Des antécédents psychiatriques ou la prise de médicaments[30] peuvent représenter un obstacle à l'entrée dans un groupe. L'animateur psychologue, en particulier, peut apprécier le caractère définitif ou temporaire de cet obstacle. Une série d'entretiens préalables à l'entrée dans le groupe avec un professionnel ou dans le cadre d'une association spécialisée sont conseillés pour apprécier le bien fondé de l'entrée dans le groupe de cette personne.

---

30. Le texte du docteur Fauré donne des éléments d'appréciation de la situation, voir Deuil et prescription médicamenteuse, p. 97.

• Mener les entretiens

Un entretien avec les animateurs du groupe est indispensable pour faire connaissance avant l'ouverture du groupe et vérifier qu'il correspond bien à la demande des personnes en deuil. Au cours de cet entretien, les animateurs annoncent le mode de fonctionnement du groupe, les règles qui le régissent et l'engagement que cela représente pour le participant : le nombre de rencontres prévues, le déroulement des réunions, la difficulté de creuser sa souffrance qui nécessite parfois un réel effort pour se rendre aux réunions : *Vous entrez dans un groupe pour soigner une blessure. Prendre soin d'une blessure peut faire très mal et réveiller des douleurs endormies. Mais vous sentez à quel point ce nettoyage douloureux est nécessaire à une bonne cicatrisation.*
Souligner que c'est aussi lorsque les autres vont mal que l'on peut faire l'expérience de sa propre capacité à aider et cela peut faire du bien.
Dès le premier contact entre l'animateur et l'éventuel futur participant, ouvrir la possibilité d'assister au groupe en couple (dans le cas de mort d'un enfant). En effet, il est reconnu que les couples connaissent des difficultés relationnelles graves dans les mois qui suivent la mort d'un enfant ; il peut éventuellement y avoir décalage encore plus fort dans le couple du fait du travail unilatéral fait par l'un des membres du couple au sein d'un groupe.

Le premier entretien donne le ton et détermine l'atmosphère de sécurité pour le démarrage du groupe.
Quelques repères pour mener un entretien sont présentés ci-dessous.

Le cadre de l'entretien

L'entretien dure environ une heure. Préciser à la personne qu'elle peut parler succinctement de ce qui lui est arrivé car elle aura du temps pour le faire au sein du groupe (un récit complet et détaillé fait lors de l'entretien peut ensuite donner l'impression à la personne de se répéter ; elle peut ne plus être capable de faire un récit lors de la première rencontre du groupe). D'une manière générale, veiller à ne pas laisser la personne parler longuement ; cela peut la déstabiliser et l'amener à regretter d'en avoir « trop dit ».

Annoncer la lourdeur des deux premières rencontres

Lors des deux premières rencontres, chacun et chacune fait le récit de l'histoire de la mort de la personne décédée. Le participant au groupe peut alors ressortir avec l'impression d'être chargé de la souffrance de tous les membres du groupe alors qu'il ne portait que la sienne à l'arrivée. La lourdeur annoncée est mieux gérée ; la personne peut se préparer à ces deux rencontres et n'être pas surprise de leur effet : *Vous arrivez avec votre valise de souffrance que vous pensiez pouvoir poser et vous ressortez avec une brouette lourde de la souffrance de sept ou huit autres personnes.* Les participants accepteront mieux la lourdeur passagère s'ils comprennent que le passage par ces récits crée la complicité, gage de l'authenticité des échanges et de la cohésion du groupe.

Démythifier le groupe

Insister sur le fait que chacun est unique et qu'il est surprenant de constater la façon parfois bien différente dont chacun traverse une expérience similaire. Ce n'est pas parce que les membres du groupe sont en deuil que l'harmonie sera automatique au sein du groupe.

Préciser ce que l'on peut attendre d'un groupe et ses limites

C'est un lieu où l'on peut parler de la personne disparue et de la souffrance engendrée par son absence avec des gens qui « comprennent » puisqu'ils vivent la même chose. Ce n'est pas un lieu où s'élaborent des « recettes » pour traverser un deuil selon des normes préétablies. Ces recettes n'existent pas et le groupe peut simplement aider chaque participant à tracer sa propre route.
Prévenir la personne en deuil que le groupe n'est pas le lieu où traiter des difficultés antérieures à son deuil. C'est la raison pour laquelle il est important, lorsque ces difficultés sont repérées lors de l'entretien, d'encourager la personne à poursuivre, voire à entamer une démarche de soutien psychologique avec un professionnel, démarche qui s'inscrit en complémentarité de celle menée au sein du groupe. Les animateurs peuvent aussi n'accepter qu'à cette condition l'entrée d'une personne dans le groupe.

Prêter attention à des situations de deuil particulières

Les animateurs sont attentifs à repérer quelques situations susceptibles d'engendrer des difficultés d'animation au sein du groupe ou des difficultés pour la personne en deuil elle-même en raison d'une inadéquation du groupe à sa problématique personnelle :

- grand isolement social ou affectif ;
- fragilité psychique antérieure (dépression, hospitalisation en psychiatrie, etc.) ;
- personne sous dépendance d'une drogue (drogue, médicaments, alcool, tabac, etc.) ;
- répétitions des deuils dans la famille ;
- qualités des relations avec la personne décédée (relations conflictuelles, surinvestissement, etc.) ;
- concomitance du deuil avec d'autres ruptures psychiques (chômage, divorce, déménagement, etc.) ;
- circonstances particulières du décès.

Si aucune de ces situations ne constitue un critère d'exclusion en soi, leur accumulation peut rendre nécessaire un accompagnement professionnel et conduire les animateurs à proposer d'autres aides ; ceci conduit à souligner, une fois encore, l'importance de la connaissance du réseau d'aides pour accompagner un deuil, afin d'orienter au mieux une personne à qui il ne serait pas conseillé un groupe d'entraide ; celui-ci n'est pas adapté à toutes les situations de deuil.

Il peut arriver que la demande d'entrer dans un groupe recouvre un mal-être confus qui fait croire à la personne en deuil qu'elle trouvera un remède miracle au sein d'un groupe. L'entretien est alors le lieu privilégié pour repérer et pointer les éléments qui permettent d'orienter la personne sur une aide professionnelle. Ce travail avec un professionnel peut aussi préparer une entrée ultérieure dans un autre groupe en clarifiant les difficultés que la personne désire résoudre.

• Modalités du groupe

Il s'agit d'un groupe fermé : on commence et on termine avec les mêmes personnes qui s'engagent à suivre l'ensemble des rencontres ; personne n'intègre le groupe en cours de route. Le groupe rassemble huit à dix participants, toutes causes de décès confondues. Douze rencontres de 2 h 30 sont proposées tout au long d'une année (au rythme d'une fois par mois environ) ; le cycle sur une année entière est important à respecter, cela permet de vivre toutes les dates commémoratives de la mort de chaque enfant du groupe et de passer par toutes les dates et fêtes significatives (Toussaint, Noël, fête des mères, fête des pères, départ en vacances, rentrée des classes, etc.).

C'est un service proposé au titre de la simple solidarité citoyenne ; il est donc gratuit, toutefois il est demandé aux membres du groupe d'adhérer à l'association et, le cas échéant, de participer à la location de la salle.

• Critères d'admission de la personne en deuil

- Le désir de rencontrer d'autres parents endeuillés.

- Le temps écoulé depuis le décès : en général de 3 mois à 3 ans environ.

- L'acceptation d'un entretien avec les animateurs du groupe en vue d'évaluer de part et d'autre le désir et la capacité d'entrer dans un groupe d'entraide.

- L'accord indispensable de la personne pour parler de sa souffrance et faire devant un groupe le récit de la mort de son enfant ; la capacité à vivre ses émotions devant un groupe.

- La décision de souscrire au contrat moral d'assister à toutes les rencontres (puisqu'il s'agit d'un groupe fermé) et ratifier les règles de fonctionnement du groupe qui ont été présentées en entretien.

• Poser le cadre des rencontres

◊ Les règles de fonctionnement d'un groupe *Apprivoiser l'Absence*

1. Le choix : chacun décide de s'engager librement dans le groupe, après avoir eu un entretien avec les deux animateurs et pris connaissance des règles de fonctionnement.

2. La ponctualité : la réunion commence et finit à l'heure. Chaque personne s'engage à être à l'heure ; il est toujours difficile de s'intégrer dans une réunion déjà engagée.

3. La constance : afin d'optimiser l'aide apportée par le travail de groupe et par respect envers les autres parents, il est demandé de participer aux douze réunions. Les dates de rencontre sont déterminées ensemble lors de la première rencontre. En cas d'impossibilité de venir, prévenir l'un des animateurs avant la rencontre.

4. Le non-jugement : la parole, le comportement des participants et les différences entre les membres du groupe ne donnent lieu à aucun jugement de valeur.

5. La confidentialité : tout ce qui se dit dans le groupe appartient au groupe et ne peut, en aucun cas, être répété à des personnes extérieures au groupe.

6. La liberté : personne n'est obligé de s'exprimer.

7. L'expression : chacun parle en son nom propre et utilise la première personne : « je ».

8. Le respect de la parole : chacun a droit à un temps de parole, s'il le souhaite. Les animateurs veillent à ce que ce temps soit équitablement réparti entre les membres du groupe. Parce qu'il est important que la parole de l'autre puisse être écoutée avec respect, il est demandé d'éviter les apartés.

9. La non-diversion : durant la rencontre chacun accepte de ne pas manger, ni boire, ni fumer afin de ne pas risquer de dissimuler une anxiété qui aurait tout avantage à s'exprimer dans le groupe.

10. La déontologie : les animateurs s'engagent à participer à un groupe de supervision quant à leur animation de groupe.

◊ La première rencontre

- Accueillir les personnes en connaissant leur prénom et celui de leur enfant décédé.
- Partager un verre de l'amitié le temps que tous les participants du groupe arrivent, sans prolonger car il y a beaucoup d'angoisse chez les personnes en deuil qui entrent dans un groupe d'entraide.
- Féliciter les participants de leur courage et reconnaître la difficulté de leur démarche.
- Bien dire que l'expression des émotions est accueillie et même favorisée (la boîte de mouchoirs en papier posée sur la table est là pour le manifester !).
- Se présenter.

Les membres du groupe se présentent succinctement en donnant leur prénom et celui de leur enfant décédé (il n'est pas demandé la profession ou les activités ; c'est la mort de leur enfant qui rassemblent les membres du groupe).

Les animateurs se présentent : le parent ayant traversé le deuil et le professionnel « psy ». Ce dernier peut être interpellé dans sa compétence de psy par le groupe. Il dit au groupe ce qui l'a amené à choisir de devenir animateur bénévole.
L'observateur se présente en disant qu'il est là en vue de devenir lui-même ultérieurement animateur. Il est donc là en observateur de l'animation et non des participants ou des animateurs.

Les animateurs soulignent que les règles du groupe ont été données par écrit et commentées en entretien et que chacun s'est engagé à s'y conformer. Ils demandent aux participants s'ils souhaitent qu'elles soient rappelées.

Le groupe est « une auberge espagnole ». Chacun y trouvera ce qu'il amène et ce que les autres acceptent d'apporter ; ceci est vrai pour les échanges pendant les réunions, mais aussi pour les échanges de livres, de cassettes vidéo, les apports de morceaux de musique, de chansons ou de textes, etc.

Les modalités de fonctionnement des rencontres sont données :
- aspects matériels (adhésion à l'association, frais de local s'il y a lieu, etc.) ;
- calendrier des rencontres ;
- déroulement des douze séances en spécifiant que les deux premières sont consacrées aux récits, puis en indiquant le schéma habituel des autres rencontres.

◊ **Les récits**

Les deux premières rencontres du groupe sont consacrées au récit de la mort de chaque enfant, en commençant là où cela paraît important, en racontant les circonstances du décès jusqu'aux funérailles. C'est un moment très intense ; de nombreux parents disent que c'est la première fois qu'ils peuvent raconter l'histoire en entier sans être interrompus. L'animateur précise : *Vous avez le temps, prenez-le et laissez venir les émotions si elles viennent.* L'animateur marque la fin de chaque récit en donnant une place symbolique à l'enfant décédé dans le groupe [31].

Les deux premières réunions ont lieu à une semaine d'intervalle pour permettre à chacun de raconter sans trop d'angoisse (à l'idée de raconter) ou d'impatience (à attendre le moment de le faire). Lorsque les deux parents sont dans le groupe, l'animateur peut leur proposer de ne pas faire leur récit lors de la même rencontre afin que chacun ait son propre espace de parole.

Le récit est au cœur du groupe d'entraide et est indispensable. Le récit n'a pas besoin d'être fidèle aux événements. Selon Gilles Deslauriers, il fait appel aux sens : visuel, auditif, olfactif, kinesthésique (ressenti physique) ; il a pour objectif de créer, par le biais des sens, un état, une charge émotive. Le témoignage, accueilli avec compassion par les membres du groupe, va permettre le partage à l'intérieur du groupe par le biais de la résonance. Le groupe se constitue à partir de ces

---

31. Voir l'annexe 4 : Les outils de l'animation, p. 172.

récits et l'animateur, qui sait la difficulté pour les autres parents à entendre et sait aussi combien s'alourdit à ce moment-là la peine de chacun, doit avant tout s'efforcer de faire confiance dans les capacités du groupe et de chacune des personnes. Le groupe devient porteur et souverain ; l'animateur doit être capable de le laisser se constituer et prendre sa dimension. L'animateur assume alors pleinement son rôle de régulateur et de filet de sécurité.

◊ Schéma d'une rencontre

Les réunions commencent toujours par un verre de l'amitié, rapidement et « ailleurs » si possible que là où a lieu la réunion proprement dite (des boissons ou de la nourriture sur la table ne doivent pas faire diversion ou masquer une gêne ou une émotion dans le déroulement de la rencontre, règle n° 9). Le groupe s'installe alors en cercle confortablement, dans un environnement agréable (autour d'une table le plus souvent, mais la présence d'une table n'est pas indispensable). La rencontre débute par un moment de transition : écoute d'un morceau de musique ou toute autre idée de créativité [32] qui aide à faire le vide de la journée. Suit un temps de partage libre, un tour de table, visant à faire le point de tout ce qui s'est passé d'important pour chacun depuis la dernière rencontre. Ce temps de partage libre est prolongé par un temps de partage sur un thème différent à chaque rencontre. Le premier temps est un temps où les membres laissent venir « le vrac émotionnel ». Dans le second temps, il leur est demandé un effort d'organisation, de rationalisation du vécu à travers le fil directeur que constitue le thème : *Les thèmes, ce sont des pierres pour construire.* Le thème qui sert de cadre aux échanges est le plus souvent proposé par les animateurs selon l'évolution du groupe et ce qui s'est dégagé au cours de la rencontre ; il peut aussi être proposé par le groupe [33].

---

32. Voir l'annexe 4 : Les outils de l'animation.
33. Voir Les thèmes, p. 86, et l'annexe 3 : les thèmes, les questions qui les préparent, l'ordre dans lequel ils sont abordés et des propositions de textes pour les illustrer.

La rencontre se termine par un court bilan, chacun faisant une brève analyse de ce qui s'est passé en pointant ce qu'il a apprécié lors de la rencontre, ce qu'il n'a pas apprécié, ce qu'il aimerait pour la prochaine rencontre. Ce moment constitue une nouvelle transition avant de se séparer.

• La synthèse

Elle permet aux animateurs de faire la relecture de la rencontre. Elle sert de lien entre les membres du groupe. Elle est présentée dans les outils du groupe[34].

Voici, au fil des groupes, ce qu'en disent des parents : *Toujours très attendue, lue et relue. C'est une trace qui fait revivre la séance. C'est un cordon ombilical entre les deux réunions. Je l'attends quand le temps commence à s'écouler après la réunion. La synthèse expurge tout le détail du bla-bla hésitant pour formuler des fatras de douleur. La synthèse est essentielle car la mémoire souvent défaille. Les mots écrits sont là, on peut les relire et les garder. La synthèse représente un catalogue d'émotions. Quand le groupe sera achevé, je la prendrai comme un trésor chaque fois que je ne serai pas bien et j'espère qu'elle m'apportera réconfort et plénitude.*

• La dernière rencontre

La fin de groupe est toujours vécue comme une violence par les membres du groupe ; c'est un nouveau deuil à faire qui engendre beaucoup de crainte sur « l'après ». Elle se prépare plusieurs séances à l'avance afin que le groupe s'habitue à l'idée de la séparation. La réalisation d'un document commun de fin de groupe, proposée par les animateurs trois ou quatre rencontres avant la dernière réunion, peut présenter une aide non négligeable pour vivre cette séparation.

---

34. Voir l'annexe 4 : Les outils de l'animation, p. 172.

Afin de ne pas développer des phénomènes de dépendance vis-à-vis d'eux-mêmes ou du groupe, les animateurs sont attentifs à marquer clairement la coupure. Après avoir souligné l'importance des liens tissés au cours des douze rencontres, et réaffirmer leur disponibilité en cas de situation particulière, ils rappellent que leur mission s'arrête avec la fin du groupe et qu'ils se doivent d'être totalement présents aux membres du groupe qui suivra. Ils encouragent les membres du groupe à continuer de se retrouver sur le plan amical mais sans chercher à reproduire le même mode de rencontre.

L'objectif de cette dernière rencontre est de permettre à chaque membre du groupe de prendre conscience du chemin parcouru et de le symboliser ; c'est marquer le passage vers un nouvel avenir. Concrètement, il peut donner lieu à une réalisation pratique qui constitue la trace du vécu du groupe (poster, livret de fin de groupe, etc.) [35]. L'expérience prouve que si les animateurs n'incitent pas les membres du groupe à matérialiser cette trace, cela ne se fait pas ; les animateurs en parlent suffisamment tôt dans le groupe pour que les membres puissent s'approprier l'idée du projet et lui donner forme.

• Évaluer le groupe

Le vécu du groupe est évalué par les participants et par les animateurs en fin de groupe. À l'avant-dernière rencontre, un document d'évaluation est remis à chaque participant. Ce document est rempli et envoyé aux animateurs qui présentent le bilan à la dernière rencontre ; l'observateur est engagé à prendre la parole à cette dernière rencontre et à faire part au groupe de son vécu et de ses ressentis [36].

Une réunion d'évaluation un an après la fin du groupe pour vérifier l'impact du groupe sur la reprise de la vie et la réinsertion sociale peut être envisagée.

---

35. Voir l'annexe 4 : Les outils de l'animation, fiche La trace du groupe, p. 178.
36. Voir l'annexe 2 : Document d'évaluation et Paroles de parents, p. 82.

• Paroles de parents [37]

Notre passé est noir, notre présent est gris,
notre avenir sera peint de la couleur que nous choisirons.

Tout au long de ces années, les parents qui ont participé aux groupes d'entraide ont mis des mots sur leur douleur qu'ils croyaient indicible. Ils ont hésité à s'engager dans les groupes, ils ont eu peur de l'inconnu, ils ont eu le courage de franchir le pas. Ils ont bien voulu devant des inconnus livrer une histoire, des sentiments, des émotions tellement intimes ; ils ont bien voulu écouter, se confronter à la souffrance des autres. Il ont eu parfois le désir d'abandonner, il y a eu des résistances plus ou moins fortes, des dénis, des moments de dépression et de vulnérabilité. Il y a eu avant tout la force du témoignage, de la résonance, l'écoute authentique et bienveillante, la sincérité et le profond respect mutuel. Ce cheminement, ces hauts et ces bas ont permis à des parents « orphelins » de retrouver peu à peu de la confiance dans la vie.

Écoutons quelques-unes des paroles recueillies tout au long des rencontres ou juste avant que les parents se quittent après un an de « compréhension exprimée ».

Certains parents éprouvent de l'appréhension à s'engager dans un groupe d'entraide, souvent leurs proches les en découragent

J'étais sur la défensive ; ma famille était opposée à ma démarche.

J'appréhendais de trouver en face de moi des personnes qui ne parlent pas, qui parlent trop ou qui jugent.

Je n'avais pas envie de participer à ce groupe, j'ai accepté pour mon mari qui allait de moins en moins bien. Je ne pensais pas que cela m'aiderait autant.

---

37. Compilation et travail de mise en forme faits par Véronique Poivre d'Arvor, animatrice de groupes d'entraide *Apprivoiser l'Absence.*

Ils sont trop souvent confrontés à l'incompréhension, la maladresse, la dérobade de leur entourage

Je n'ai pas réussi à comprendre, à accepter la fuite des proches, le silence de mon entourage. Je ne peux pas faire comme si je vivais comme avant alors que certains attendent cela de moi.

Le seul endroit où je peux m'exprimer, c'est le groupe. Le groupe c'est là où on a le droit d'être en deuil.

Je ne suis plus un extraterrestre puisque d'autres parents vivent ce que je vis.

Ils ont besoin de se retrouver avec ceux qui comprennent parce qu'ils vivent la même épreuve

Quand le monde a basculé, je voulais trouver des gens qui vivent la même chose, ça aide.

Je peux m'identifier à des personnes qui vivent le même drame. C'est un repère. Je ne suis plus complètement à côté de la plaque : ce que je ressens, d'autres le ressentent aussi et il y a peut-être moyen de s'en sortir.

Parfois, dire les mots permet en nous de tester leur résonance et ce n'est faisable qu'auprès de gens endeuillés qui peuvent entendre des trucs enchevêtrés. Rien que cette possibilité nous aide à dissiper l'embrouillamini et à avancer plus sûrement sur le chemin des questions et des émotions.

Ils ont tellement besoin de parler de leur enfant

Je n'aurai jamais assez de temps pour parler de mon enfant.

Quand je parle de mon enfant, autour de moi un silence gêné s'installe, vous, vous savez m'écouter quand j'ai besoin de raconter ce que nous avons vécu avec lui.

C'est réconfortant de pouvoir faire connaître son enfant à des personnes qui ne l'ont pas connu. On pose les premiers jalons du souvenir.

Ils mettent l'accent sur la liberté de paroles

Comment faire rejaillir par la parole l'immensité de l'amour que l'on porte à quelqu'un quand il est mort ?

Si je veux parler, je prends la parole. Dans le cas contraire aucune obligation. Je me suis toujours exprimée comme j'ai voulu, de manière libre ; j'étais écoutée et entendue.

L'authenticité des gens a toujours fait que je me sens libre de faire passer mes émotions, mes sentiments. Je n'ai aucune retenue à le faire.

J'aurais voulu bien des fois vivre mes sentiments, mes émotions, mais je n'ai pas osé.

Cela se déroulait toujours de la même façon, du mal à décompresser au début, la concentration pour écouter les autres, s'autoriser à laisser aller son chagrin, la peur de ne pas avoir dit l'essentiel ou de ne pas avoir utilisé les bons mots pour que les autres aient compris ce qu'il y avait de contradictoire en moi.

Ils ont dit les bienfaits du groupe.
Ils en disent aussi les limites

Je ne suis pas moi-même, je n'ai pas l'impression d'être dans ma vie.

Je suis usée, rien ne m'intéresse, je suis incapable de trouver quelque chose qui me fasse du bien.

L'absence pour moi est impossible à apprivoiser.

J'aurais aimé parler de la vie de mon enfant avant son départ.

Ce n'est pas toujours évident de venir parler ou entendre parler un jour et à une heure fixée à l'avance justement à un moment où on n'a pas envie de se replonger dans tout ça !

Parfois, j'ai eu l'impression que mes idées s'organisaient et à d'autres moments c'était à nouveau l'abîme.

J'ai juste le regret d'avoir volé de l'aide aux autres, de ne pas avoir donné.

À la fin du groupe, le regret de se quitter tout simplement !

Ils identifient les changements survenus en eux depuis le début du groupe

J'ai arrêté les antidépresseurs, j'ai plus d'énergie au travail, je refais des projets, j'envisage de continuer à vivre le mieux possible pour le bien-être de ceux qui m'entourent.

Je gère mieux mon chagrin ; je comprends mieux mon mari.

J'ai réappris à vivre et non pas survivre, toute seule dans mon coin.

Je sais relativiser les événements ; j'ai besoin de vrai.

Ça dépend de moi de vivre, je suis à un moment de ma vie où il y a deux directions : l'une est fermée par un mur, l'autre ouverte sur la vie.

Après un grand nettoyage de ce qui est futile, après avoir fait le tour de beaucoup d'émotions, de souffrance, retrouver peu à peu l'appétit de vivre, avoir le courage de le reconnaître.

Je ne suis plus désespéré de n'être que ce que je suis, et j'ai envie de VIVRE.

Troisième partie : les thèmes et les outils de l'animation

• Les thèmes

Les thèmes sont des outils pour aider à la parole sur des sujets importants et/ou difficiles à aborder au cours du processus de deuil. Ils donnent un cadre aux échanges et demandent aux participants de fournir un effort d'organisation et de rationalisation de leur vécu à travers le fil directeur que constitue le thème. Il n'y a pas d'ordre à proprement parler pour les aborder. Chaque groupe a un rythme propre et variable : l'évolution du groupe, les besoins qui s'expriment, les résistances qui se manifestent guident l'animateur.

Certains animateurs ont utilisé avec profit des thèmes. Nous les avons regroupés.

◊ Les thèmes incontournables

Thèmes incontournables soit parce qu'ils surgissent d'eux-mêmes dans les groupes, soit parce qu'ils nécessitent d'être abordés :

- Les relations avec les autres.
- La colère.
- La culpabilité.
- La tristesse.
- Le désir de parler de son enfant.
- Les changements et les transformations qui s'opèrent en soi.
- Prendre soin de soi au cours du deuil.

◊ Selon les groupes, d'autres thèmes peuvent être abordés

- Les affaires de l'enfant, sa chambre.
- La période des « fêtes » (Noël, nouvel an, dates anniversaires, etc.).
- Le temps des vacances.
- Être au clair avec soi-même, régler les affaires non finies.
- Possibilité de proposer une réunion dans laquelle les papas et les mamans sont séparés.

◊ **À mi-parcours, faire un bilan**

- Comment les participants se sentent dans le groupe ?
- Quelles propositions feraient-ils pour la continuation du groupe ?

◊ **En fin de groupe**

- Les projets, l'avenir.
- Dernière rencontre : héritage et évaluation.

En annexe 3 est proposée une liste de questions à proposer au groupe pour préparer les thèmes et quelques exemples de textes pouvant les accompagner.

• Les outils de l'animation

Des outils d'animation ont été utilisés avec profit par des animateurs de groupes d'entraide. Certains nous paraissent indispensables et font partie intégrante de l'organisation de tels groupes. D'autres peuvent simplement faciliter la parole en fonction des groupes et de la personnalité des animateurs ou des participants : chaque groupe est différent, ce qui est bon pour les uns peut s'avérer inopportun pour les autres. Avant tout, un outil ne peut être opérant que si l'animateur est à l'aise avec son utilisation et qu'il a acquis une certaine maîtrise de son maniement.

En annexe 4 sont présentées les fiches élaborées par Bernadette Cappe en collaboration avec Marie-José Florent, animatrices de groupes d'entraide *Apprivoiser l'Absence.*
Dans les outils d'animation, nous distinguons deux catégories.

◊ **Les outils qui font appel aux techniques d'organisation**

Les indispensables
- Le verre de l'amitié.
- Les rituels, la symbolique.

- Les documents écrits.
- La synthèse.
- La trace du groupe.

Ceux qui peuvent se révéler utiles

- La musique, le silence.
- La bibliothèque, la bibliographie.
- Les chevalets.
- La boule de papier, le bâton de parole.

◊ Les outils qui font appel à la créativité

- La météo du cœur.
- Les cartes de vœux, les cartes de vacances.
- La lettre à l'enfant.
- Le jeu des mots.
- Le conte.
- Le cercle des couleurs.

De manière plus individuelle, l'animateur propose aux membres du groupe de tenir un **journal personnel**.

Par ailleurs, chaque animateur constitue son **« carnet d'adresses »** en opérant une sélection sur la base d'une compétence dans l'accompagnement du deuil reconnue au sein du réseau local. Il a le souci d'informer les membres du groupe de tous les événements susceptibles de les aider : conférences sur le deuil, stages, etc.

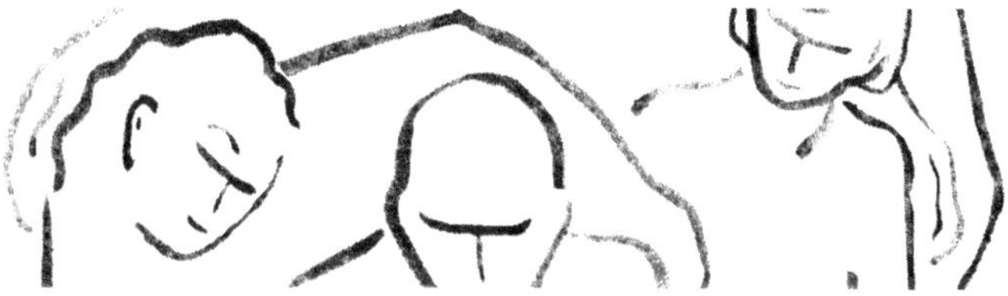

Au-delà
des groupes d'entraide
Apprivoiser l'Absence

En élargissant le cadre des groupes pour parents en deuil, *Apprivoiser l'Absence*, nous nous proposons dans ce chapitre de généraliser les objectifs, le rôle, les limites d'un groupe de soutien et d'entraide. Nous explorons l'expérience d'autres associations proposant des groupes spécifiques à la perte d'un enfant : deuil du bébé (association Naître et Vivre), deuil périnatal (Centre François-Xavier Bagnoud). Sont également présentés les groupes proposés aux enfants en deuil (association Vivre son Deuil) et les groupes pour adolescents en deuil (Centre François-Xavier Bagnoud). Puis, sans souci d'être exhaustifs, sont mentionnées des associations organisant des groupes d'entraide en France. Pour avoir un panorama actuel des ressources dans l'accompagnement du deuil se référer au répertoire de la Fondation de France [38].

---

38. Fondation de France, *Aide aux personnes endeuillées, répertoire des organismes à consulter*, Desclée de Brouwer/La Méridienne, 1997-1998. Mise à jour : parution prévue automne 2001.

Première partie : les enjeux et les limites d'un groupe d'entraide

• Les enjeux des groupes de soutien et d'entraide

Il y a tout d'abord un enjeu social évident

Les principaux objectifs des groupes de soutien et d'entraide sont, rappelons-le, de rompre l'isolement des personnes en deuil, de lutter contre le silence qu'engendre la solitude et de permettre une première restauration du lien social qui peut aider à la reconstruction de soi.

Les groupes répondent au besoin très souvent exprimé par les personnes de rencontrer des personnes ayant vécu la même expérience afin de trouver un écho à leur souffrance. Ces personnes ne se sentent plus seules de leur espèce puisqu'elles y retrouvent aussi d'autres personnes vivant le même deuil.

Ils offrent un espace de rencontre régulière et de dialogue qui permet et facilite l'expression, l'identification et la mise en mots de ce qui est vécu et ressenti : émotions, difficultés relationnelles, souffrances, questions.

Les moyens utilisés dans le groupe d'entraide à cette fin sont de faire le récit de la mort de la personne proche décédée, de confronter ses difficultés avec celles des autres, d'évoquer les bons et les mauvais moments vécus avec la personne décédée.

Petit à petit, les participants se mettent en chemin et prennent conscience que le deuil est un « processus » que le groupe peut aider à élaborer, si l'on se sent trop seul pour s'y lancer.

Chaque membre du groupe sait qu'il bénéficie d'une écoute bienveillante de la part des animateurs mais aussi des autres membres du groupe : il est frappant de constater que le fait d'entendre d'autres dire ce que l'on avait soi-même du mal à énoncer permet de mettre ses propres mots sur les situations évoquées et d'identifier ce qui se passe en soi et autour de soi. Le partage d'expériences aide à la compréhension de soi et à celle des autres également. Le groupe permet alors de découvrir que l'on peut être aidé par les autres mais aussi que l'on peut les aider, ce qui est une expérience très valorisante.

Il donne des repères dans l'épreuve traversée et offre également le réconfort de relations amicales au moment même où des tris s'opèrent entre les « amis d'avant » et où les « vrais amis » se font rares.

Après un deuil, le retour à une vie sociale ne peut s'opérer brusquement. Le groupe d'entraide est un lieu où la personne en deuil se sent à nouveau en lien avec la société puisqu'elle appartient à un cercle reconnu qui symbolise l'environnement social. *Vous ne pouvez savoir le bien que ça me fait d'entrer dans la dynamique des liens qui se tissent*, dit une maman à la fin d'une rencontre. Il représente un « sas social » dans lequel la personne en deuil s'exerce à la relation avec des pairs, dans le but de parvenir à communiquer à nouveau avec des personnes différentes d'elle, c'est-à-dire qui n'ont pas subi récemment la perte d'un être proche.

Une nette évolution dans la composition des groupes se fait jour actuellement : essentiellement féminins à leur création, ils regroupent maintenant autant d'hommes que de femmes, et de plus en plus de couples.

Il y a ensuite un enjeu psychologique

Le deuil réveille souvent des souffrances personnelles antérieures, des conflits non résolus. Lors de leur mise au jour au sein des groupes, les animateurs soulignent que ces questions ne peuvent être prises en charge dans ces groupes qui ne sont pas des groupes de thérapie ; ils signalent l'importance de pouvoir les travailler en dehors du groupe. Même s'il n'est pas seul à pouvoir le faire, l'animateur « psy » a un rôle précieux pour identifier les situations nécessitant une aide thérapeutique et aider éventuellement les participants à prendre une décision dans ce sens.

Il y a enfin un enjeu de santé publique

Cet enjeu est modeste mais présent, dans la mesure où ces groupes sont des lieux pouvant prévenir, grâce à un espace de parole proposé dès le début du deuil, une éventuelle complication du deuil. Un père résumait ainsi la façon dont le groupe l'avait aidé à reprendre goût à son travail professionnel et à la vie : *De filet pour empêcher la chute, le groupe est devenu, au fil des rencontres, jardin où je me rendais avec envie.*

Le groupe de soutien et d'entraide s'inscrit tout naturellement dans la palette d'aide qu'il est important de pouvoir proposer aux personnes en deuil : *Rencontre ceux qui sont aussi dans la peine ! À mesure que vous partagez vos histoires, au-delà des mots, vous entrez en communion*[39]. La participation à ces groupes n'est certes pas une obligation et il est clair qu'elle ne convient pas à toutes les personnes vivant un deuil. Par ailleurs, la plus grande limite du groupe d'entraide est qu'il ne peut exister seul : il a besoin d'être enrichi par des soutiens médical, psychologique et corporel.

• Les aides complémentaires, les relais

a) Les médecins, le médecin de la famille en particulier, peuvent prendre une place importante dans l'accompagnement du deuil. La connaissance du réseau et le travail en relais avec les divers organismes existants leur permet d'orienter chaque membre de la famille vers une aide appropriée. L'éventuelle prescription de médicaments n'a plus pour fonction de masquer la souffrance et la reporter inévitablement à plus tard, mais de soutenir l'effort physique et psychique de la personne dans sa confrontation avec la souffrance. Le texte du docteur Christophe Fauré constitue une mise au point par rapport à ces questions (voir ci-dessous : Deuil et prescription médicamenteuse).

b) Une aide thérapeutique individuelle : de plus en plus souvent, ces groupes sont des relais vers un travail de thérapie individuelle avec un professionnel de l'écoute du deuil. Toutefois, l'aide du « psy », souvent nécessaire, ne peut être opérante que si elle répond à un désir de la personne en deuil d'effectuer un travail de ce type.

---

39. Karen Katafiasz, *Un temps pour le deuil*, éditions du Cerf, 1997, p. 13.

c) La prise en compte du corporel est encore très insuffisante dans l'aide aux personnes en deuil. Le corps mémorise et stocke les émotions que l'esprit contrôle plus ou moins. Quand celui-ci ne peut plus les maîtriser (souffrance totale, abandon, deuil, etc.), le corps développe petit à petit des tensions responsables de symptômes variés (douleur, fatigue par exemple). Il peut alors être fait appel à des techniques de toucher telles que kinésithérapie, relaxation, massages, shiatsu, réflexologie qui permettent de libérer les tensions physiques émotionnelles, ou à des soins spécifiques (cures de thalassothérapie ou sophrologie par exemple). C'est par l'écoute du corps et le travail du ressenti que s'ouvre alors la voie de la guérison.

◊ Deuil et prescription médicamenteuse

Docteur Christophe Fauré

Le deuil est un processus de cicatrisation psychique dont le vécu dépressif est une composante incontournable. Ainsi, aussi douloureux soit-il, il en signe le déroulement naturel et son apparition (de façon nette 6 à 8 mois après le décès) doit être considérée comme normale, voire « rassurante » en terme d'évolution harmonieuse.

Cependant, « vécu dépressif au cours du processus de deuil » ne signifie pas pour autant « dépression clinique », cette dernière en étant une complication. La différence entre les deux est souvent difficile à établir (car ils s'inscrivent dans un même continuum psychique) et cette confusion est source de prescription médicamenteuse inappropriée. Sans entrer avec une rigueur extrême dans les critères diagnostiques de l'un et de l'autre, on peut néanmoins mettre en regard leurs similitudes et leurs différences.

Vécu dépressif	Dépression clinique
Eléments communs Troubles du sommeil et/ou de l'appétit - Asthénie (fatigue) Perte d'intérêt globale - Tristesse de l'humeur Difficultés de concentration, de mémorisation, etc. Baisse de la libido…	
	Intensité marquée des symptômes précédents *En plus, possibilité de :* • Culpabilité intense, « illégitime » ou démesurée, *et/ou* • Baisse sévère de l'estime de soi – idée d'indignité – dévalorisation importante, *et/ou* • Perte de sens de vivre avec fortes idées suicidaires • …
Concerne toutes les personnes en deuil.	Concerne quelques personnes en deuil (fréquence ?)
Possibilité de *désir suicidaire* (afin de retrouver la personne disparue) mais sa mise en œuvre reste peu élaborée.	Possibilité *d'idées suicidaires* persistantes. Le risque de passage à l'acte est d'autant plus grand qu'un scénario précis est élaboré et que la personne travaille activement à sa mise en œuvre (achat de médicaments, mise en ordre de ses affaires, etc.).
Persistance d'un fonctionnement affectif, social, professionnel relativement satisfaisant en dépit du ralentissement dépressif « normal ».	Perturbation importante, voire inhibition, du fonctionnement intellectuel, affectif, social, professionnel avec les conséquences personnelles, ou autres, qui en découlent.
Survient par « vagues » successives en alternance avec des temps de répit (ces vagues tendent à décroître en fréquence et en intensité au fil du temps).	Persiste et éventuellement s'aggrave avec le temps, sans rémission.
Persistance de la réactivité aux événements heureux; capacité relativement bien préservée à envisager l'avenir.	Indifférence profonde (et douloureusement vécue) ou perte de toute réactivité aux événements heureux ; péjoration marquée de l'avenir.
Se « gère » le plus souvent seul, avec l'aide de l'entourage *et/ou* du groupe d'entraide.	Nécessite une aide psychologique *et/ou* médicamenteuse.

Quels médicaments peut-on utiliser au cours du deuil ?

On distingue trois grandes familles de médicaments.

• **Les anxiolytiques :** Tranxène, Lexomil, Lysanxia, Xanax... prescrits pour lutter contre les manifestations de l'angoisse ou de l'anxiété et également lors des troubles du sommeil (difficulté à s'endormir par exemple).

• **Les hypnotiques ou somnifères :** Imovane, Stilnox, Rohypnol... prescrits pour induire le sommeil. Le deuil étant un processus psychique épuisant, il est souvent légitime de prescrire ce type de médicaments pour obtenir un sommeil réparateur.

• **Les antidépresseurs :** Déroxat, Prozac, Zoloft, Anafranil, Laroxyl, Effexor, Ixel... prescrits pour lutter contre les symptômes de la dépression : troubles du sommeil, de l'appétit, etc. (voir le tableau précédent) et non pas, bien évidemment, contre la cause même de cette dépression (le décès de la personne aimée). Il faut bien insister sur le fait qu'on joue uniquement sur les symptômes de la dépression qui rendent la vie lourde et douloureuse. L'antidépresseur ne permet jamais d'enlever la peine, il ne peut pas jouer sur la cause de la douleur ; ce n'est pas sa fonction !

Quand prescrire un antidépresseur ?

Il n'y a pas de réponse univoque car chaque situation est unique. Par exemple, dans le cas d'une jeune femme avec trois enfants en bas âge à charge et qui doit reprendre d'urgence une activité professionnelle après le décès brutal de son mari, il est aidant de prescrire un traitement antidépresseur si elle présente des symptômes dépressifs susceptibles de parasiter de façon trop importante son insertion professionnelle. À l'inverse, une autre personne présentant des symptômes d'une même intensité pourra peut-être tirer davantage de bénéfices d'une prise en charge uniquement psychologique dans le cadre d'un suivi de deuil, que d'une prescription médicamenteuse.

On doit faire preuve de bon sens en procédant à une analyse de la situation dans sa globalité (circonstances du décès : mort brutale ou anticipée, lien avec la personne décédée : enfant, conjoint, grand-parent, ami(e)..., antécédents personnels de dépression, qualité du réseau social de soutien, etc.), ce qui permet de mettre au jour d'éventuels facteurs de risque de deuil compliqué par une dépression clinique.

La dépression clinique justifie une prescription d'antidépresseur, alors que, *a priori*, le vécu dépressif n'en a pas besoin.
Il n'existe que des démonstrations empiriques sur l'effet des antidépresseurs sur le processus de deuil. Certains affirment qu'ils le ralentissent, voire l'inhibent, pour réapparaître de plus bel à leur arrêt mais rien n'est encore vraiment démontré. Il est clair néanmoins que les personnes en deuil (déprimées ou non) sous antidépresseur décrivent une grande difficulté ou même une réelle incapacité à vivre pleinement les émotions du deuil : *Je n'arrive pas à pleurer alors que ça me ferait sûrement du bien ! Je me sens trop loin de ma peine.* En cela, l'antidépresseur peut éventuellement être un obstacle.
Il est évident que l'antidépresseur aura un effet positif sur le vécu dépressif de la personne en deuil (puisque vécu dépressif et dépression ont des territoires communs) mais le danger est « d'hypermédicaliser » un processus quand cela n'est pas nécessaire. Ce qui est à proscrire, c'est la prescription systématique d'un antidépresseur dès les tous premiers temps du deuil (lors des obsèques par exemple), quand éventuellement un anxiolytique serait beaucoup plus indiqué. La difficulté pour le médecin est que, une fois l'antidépresseur prescrit, le patient refusera souvent de l'arrêter car il redoutera d'être submergé par sa douleur. Ceci conduit à poursuivre la prescription pendant des mois (alors qu'elle n'était peut être pas justifiée initialement).

> Il ne faut pas non plus tomber dans l'autre extrême qui serait de refuser tout antidépresseur à une personne en deuil en souffrance, qui ne présente pas les critères de dépression clinique ! Cela doit cependant toujours se faire dans le cadre d'une approche « stratégique », qui intègre la prescription dans une démarche globale de prise en charge du deuil, la première composante de cette approche étant l'accueil de la parole, l'écoute attentive (et répétée mille et une fois !) de ce cœur en souffrance. C'est faire la place à ce qu'on appelle le « travail de deuil » et qui accorde un plein espace à l'expression de tous les affects du deuil. Et si l'an-

tidépresseur rend possible ou accompagne cette indispensable verbalisation de la peine, il remplit alors sa fonction d'outil dans la panoplie des aides disponibles pour les personnes en deuil, sans faire de sa prescription une fin suffisante en soi.

Deuxième partie : autres groupes d'entraide spécifiques à la perte d'un enfant

• Spécificité du groupe d'entraide pour le deuil du bébé

Nadine Beauthéac en collaboration avec Gilberte Gainche, animatrices de groupes d'entraide à l'association Naître et Vivre Région parisienne [40]

La mort subite du nourrisson demeure en France, comme dans tous les pays développés, une des causes principales de la mortalité dans les premiers mois de la vie. La première association de lutte contre la Mort Subite du Nourrisson a été créée dans le Connecticut, USA, en 1959. Les associations qui, peu à peu, se sont développées dans tous les pays, se sont structurées en 1987 dans la fédération internationale SIDS International *(Suddden Infant Death Studies)*. Bien que le nombre de décès soit passé en quelques années de 1 500 à moins de 400 par an, à la suite des campagnes de prévention réalisées par Naître et Vivre en partenariat avec le ministère de la Santé pour encourager le changement de nos habitudes de couchage des bébés (sur le dos et non sur le ventre), la recherche médicale n'a apporté aucune explication à cette mort mystérieuse qui peut toucher tous les nourrissons, dont ceux en bonne santé, et ceci quel que soit le niveau socio-économique de la famille. La mort subite n'est pas la conséquence d'une négligence mais elle entraîne un profond retentissement sur le couple et sur l'ensemble de la famille dans lesquels elle arrive. Naître et Vivre, association ayant pour but d'accueillir les parents touchés par la mort subite de leur

---

40. 5 rue La Pérouse, 75116 Paris. Tél. : 01 47 23 98 22. Fax : 01 47 23 98 48.

enfant et d'encourager la recherche médicale, a été créée en 1978 en France, à l'initiative de parents eux-mêmes en deuil.

Depuis 1997, l'association Naître et Vivre Région parisienne a ouvert un groupe d'entraide et de soutien pour les parents qui sont en deuil de leur bébé ; cette activité, comme toutes celles proposées par l'association, est gratuite et accueille les parents d'un bébé décédé quelle qu'en soit la cause, dépassant ainsi le cadre initial de la mort subite du nourrisson. Les personnes qui viennent de voir mourir leur bébé souhaitent en effet rencontrer des parents ayant vécu le drame de cette perte. Et c'est auprès d'autres parents, en deuil eux aussi de leur tout-petit, qu'ils recherchent une réponse à leurs interrogations les plus archaïques. La constitution du groupe et son mode de fonctionnement sont basés sur le modèle des groupes d'entraide *Apprivoiser l'Absence*.

◊ Les parents sont jeunes et ils sont de jeunes parents

Qu'ils aient perdu leur premier ou leur cinquième enfant, les personnes qui viennent dans notre association sont des parents jeunes, dans la « vingtaine » ou la « trentaine » ; ils ne sont pas encore confortés dans leur rôle de parents et se sentent « fusillés » en plein envol de leur début de vie d'adultes. La perte d'un enfant engendre toujours une souffrance intense ; ici elle est reçue de plein fouet, avec des conséquences lourdes.

Les parents sont touchés dans la période fusionnelle avec leur enfant

Le bébé est dans la période de sa vie où il attend tout d'eux et où il est tout au quotidien pour eux, même si ceux-ci ont repris leur travail ; les parents sont entièrement tournés vers le bien-être de leur enfant, ils s'occupent de lui à chaque instant et soudainement ils le découvrent mort dans son berceau, doivent faire face à un appel téléphonique de l'hôpital si un accident a eu lieu ou encore se retrouvent dans l'incompréhension d'un diagnostic médical qui ne va leur laisser aucun espoir. Tout ce qui était porteur de vie, de beauté, d'espoir, d'accomplissement devient soudain un cauchemar. Les parents sont dépossédés de leur nouvelle raison de vivre, de leur projet de vie, et pour la plupart se ressentent dans un état d'anéantissement majeur qui va durer longtemps ; nombre de mères pensent qu'elles vont devenir folles devant l'absence du corps à corps avec leur bébé, les pères se disent « fusillés pour toujours ». Le rôle de soutien du groupe va être de conforter ces parents dans l'idée que l'intensité de leur souffrance est une période très douloureuse, mais qui ne les entraîne pas vers la folie ; le partage mutuel de la violence de telles perceptions va déjà permettre aux parents de se rassurer eux-mêmes sur la normalité de leur état.

Les parents ont une culpabilité fantasmatique intense

Que ce soit en raison de la mort subite du nourrisson, d'une maladie ou d'un accident, surtout s'il a eu lieu chez la nourrice, les parents ne sont pas responsables de ce qui est arrivé. Or le sentiment de culpabilité existe dans tout survivant, quel que soit l'âge de la personne décédée ; chacun croit qu'il aurait pu agir pour faire changer le cours des choses. Ces sentiments sont exacerbés dans le cas de la mort d'un enfant et encore plus dans le cas de la mort d'un bébé puisqu'il dépend entièrement de ses parents pour sa survie. Dans le cas de la mort subite du nourrisson, les parents pensent qu'ils n'ont pas couché l'enfant dans la bonne position, qu'ils ne se sont pas levés lorsqu'ils ont entendu quelques petits cris d'appel qui se sont vite calmés. Ces doutes laissent une marque indélébile ; ils pensent pour toujours qu'autre chose aurait pu être fait. En cas de maladie, les parents se posent des questions sur leur propre héritage génétique. Pour un accident survenu hors de leur présence, en particulier chez la nourrice, ils s'accusent d'un manque de perception assez fine pour ne pas avoir décelé ce qu'ils pensent être des carences de comportement chez celle à qui ils ont donné mission de s'occuper de leur enfant ; les mères tout particulièrement croient que l'accident ne serait pas arrivé si elles n'avaient pas repris leur travail. La culpabilité étant si forte, le thème reviendra régulièrement sur plusieurs réunions jusqu'à un début de constat que la vie est injuste, que l'horreur leur est arrivée à eux, parents, sans que pour autant ils en soient responsables. La prise de conscience que c'est arrivé aussi aux autres membres du groupe est un grand pas dans cette acceptation.

Les parents mettent en doute leur capacité à être parents

La confiance en soi est perdue pour longtemps ainsi que la confiance en la vie ; si l'enfant décédé est leur premier enfant, leur croyance en leur capacité d'être parents est particulièrement atteinte, ils n'ont aucun point de repère alors qu'ils voient les enfants des autres grandir normalement, même si parfois ils ne les jugent pas si bons parents que cela ; s'ils ont d'autres enfants, l'inquiétude s'accroît pour la fratrie qu'ils ont peur de ne savoir sauvegarder. L'angoisse par rapport aux enfants vivants est d'autant plus élevée que les parents en deuil sont entièrement pris par leur bébé décédé et ont parfois beaucoup de difficultés à, mentalement, donner de l'attention à la vie quotidienne et à ceux qui sont vivants.

Les parents subissent des soupçons de la part de leur entourage

Mis à part la maladie, qui a une origine ou du moins un nom, les parents qui perdent un bébé sont souvent entourés de maladresses par leur entourage familial ou amical, tant la mort d'un bébé est un choc émotionnel violent pour tous. Si le bébé est mort, il doit y avoir une cause ; si, apparemment il n'y en a pas, il faut en chercher une malgré tout ; insidieusement ce sont des questions du type : *As-tu bien choisi ton lieu d'accouchement ? Es-tu sûre de l'avoir couché correctement ?* L'entourage pense être bienveillant avec de telles questions, il est en fait gravement perturbateur. Nombreux sont les parents qui doivent lutter pour se dégager d'une telle nocivité subtile et le rôle du travail dans le groupe est de leur apprendre à se protéger plutôt que de satisfaire aux convenances sociales.

◊ L'histoire de l'enfant est très courte

Les parents, souvent, ne sont pas considérés comme des parents à part entière

Tous les parents d'un bébé décédé sont confrontés à des paroles de leur entourage (terribles à entendre pour le parent en deuil) qui minimisent la perte en raison du petit âge de l'enfant ; il semble pour la société dans son ensemble, y compris de la part de ceux qui sont parents, que plus un enfant est grand quand il meurt, plus il y a souffrance ; et donc que la souffrance va passer très vite lorsqu'un bébé meurt. Les parents sont confrontés à des réflexions telles que : *À tant faire de le perdre, il valait mieux que ce soit maintenant* ; et l'inévitable : *Tu es jeune, tu en referas un autre.* Une autre phrase insupportable est : *Cela fait tant de mois et tu y penses encore ?* Le groupe est souvent le seul endroit où chaque parent va pouvoir parler de son enfant et le pleurer autant que nécessaire ; le temps du groupe est le temps dédié à l'enfant décédé, ce tout-petit qui, à peine apparu hors du ventre de sa mère, porteur de tout l'amour et de tous les espoirs de ses parents, est parti sans laisser de trace autre que ces quelques heures, quelques semaines, quelques mois qui vont rester dans un souvenir silencieux de la famille et sur le papier glacé des photos. Les cousins grandissent, à chaque Noël, chaque fête familiale, ce bébé, lui, n'a pas grandi et n'est pas là. Ses parents ne pensent qu'à lui mais personne n'ose parler de cet absent qui n'a pas eu le temps de marquer la famille par des paroles, des goûts, des choix de vie qui pourraient être évoqués avec une certaine légèreté. Les parents revendiquent l'existence de cet enfant et vont apprendre dans le groupe qu'ils sont dans leur plein droit en parlant de leur enfant dans leur vie sociale, en mentionnant son prénom quand ils le souhaitent.

Les parents ont des souvenirs limités de l'enfant disparu

Le temps de cette vie fusionnelle entre les parents et leur bébé est le temps où l'enfant commence ses premiers sourires, n'a pas encore prononcé les premiers mots magiques de papa et maman : il a été l'objet de toutes les plus belles caresses d'amour ; il était celui en devenir. Après sa mort, en famille, on ne peut évoquer une mimique, ses mots préférés, ses regards ; vont rester pourtant, gravés dans le secret du cœur de ses parents, des instants fugitifs mais bien réels où le bébé regardait ses frères et sœurs ; un début de jeu, une amorce de babil... Les parents souffrent terriblement du vide apporté par le non accomplissement. Le temps du groupe est, à leur demande souvent, un temps pour parler de l'enfant, l'évoquer, laisser se dire les souvenirs, mémoire ténue et précieuse puisque si peu partagée, seulement par la famille proche, le personnel de la crèche...

Les parents ont besoin de « terminer » certaines choses pour donner une cohésion à l'histoire de leur enfant

La mort du bébé arrive à une période si inattendue de la vie des jeunes adultes que, souvent, ils restent désorientés pour le cérémonial de l'enterrement. Nombreux sont ceux qui choisissent le rituel de la crémation en l'absence de tombe familiale ; certains gardent l'urne à la maison et n'arrivent pas à s'en défaire tant la proximité avec leur enfant leur est nécessaire ; entendre parler une mère qui va faire ses courses durant quelques mois avec l'urne de son bébé dans la voiture n'a rien de surprenant. Il faut, peu à peu, dans l'espace du groupe recevoir cette parole de désarroi et de confusion pour que le parent arrive lentement à « mettre les choses à leur place » et trouver, par exemple, à cette urne la bonne place qui correspondra aux croyances de chacun, tout en reconnaissant que l'enfant est mort. Pour ceux qui ont enterré leur bébé dans un tombeau familial, il est bien difficile de convoquer l'entourage pour des moments importants de la relation parent-enfant, comme Noël ou la fête des mères, et c'est ainsi que les parents se retrouvent souvent seuls au cimetière alors que d'autres sont en fête. Se donner le droit de dire qu'ils ne peuvent participer à certains événements familiaux pendant un temps, apprendre à développer leur créativité pour se donner des rituels signifiants (ainsi une mère qui va porter sur la tombe de son bébé un petit sapin de Noël), permet à chacun, dans la résonance avec les autres membres du groupe, de « terminer » des choses symboliquement pour être plus en paix avec son enfant et sentir qu'il s'occupe de son bébé et ne l'abandonne pas. D'autres choses à terminer concernent souvent les affaires personnelles du bébé : les garder, les ranger ou faire des choix pour les donner ; constituer les albums photos, revoir les vidéos... Les rapports humains qui ont pu s'exacerber aussi au moment du décès doivent être parfois « mis en ordre » : un frère qui ne s'est pas manifesté et auquel on peut dire son chagrin, sans haine mais fermement, des grands-parents du bébé qui n'ont pas su comprendre, dans leur souffrance, que leurs propres enfants se trouvaient « en première ligne » dans ce deuil et qui ont fait trop peser leur propre chagrin sur les jeunes endeuillés, au point que ceux-ci, parfois, ont pu se sentir « dépossédés » de leur enfant... Ou encore, en tant que parent en deuil se sentant coupable, ou regrettant de ne pas avoir accompli certaines choses, d'avoir été dépassé dans l'instant tragique par l'émotion, d'être resté de glace par peur de sombrer et éprouvant maintenant le besoin de pleurer... Poser des gestes symboliques reliés à ces regrets, ces colères, permet « d'organiser » une cohérence de cette si courte histoire de vie. C'est à ce prix que le deuil va s'élaborer au cours des années et non en niant l'importance de l'enfant ou en demandant aux parents d'arrêter de « ressasser ».

◊ Les groupes accueillent des mamans dont plusieurs vont commencer une nouvelle grossesse durant ce temps

C'est un traumatisme pour les autres participantes du groupe

La plupart des parents qui viennent de perdre leur bébé souhaitent débuter une nouvelle grossesse ; le bébé décédé ne sera pas nié, bien au contraire, et moins que l'« enfant de remplacement » dont la littérature psychologique a (trop) abondamment parlé, nous préférons employer le terme d'« autre enfant » ; ce nouvel enfant à venir représente en effet toutes les forces de combat des parents pour restructurer une vie la plus cohérente possible. Lorsqu'une mère arrive dans le groupe à une réunion et annonce sa nouvelle grossesse, c'est un choc violent pour les autres parents qui sont dans ce désir non concrétisé. C'est le moment douloureux où doivent s'exprimer alors les attentes déçues, les inquiétudes, celle de ne jamais être parent à nouveau, celle de ne jamais se considérer comme un parent « à la hauteur » face à l'autre qui voit la vie refleurir et que l'on hait un instant pour cela. Le rôle des animatrices est alors de pouvoir laisser cette parole se dire sans crainte, et pourtant sans agressivité, vis-à-vis de la mère enceinte. Ici, plus que jamais, la règle de « je parle en mon nom » est capitale pour que le chagrin puisse s'extraire de la peur, de la jalousie, afin que tous les membres du groupe se reconnaissent dans l'intensité de leur désir au travers de cette nouvelle grossesse.

C'est un traumatisme pour la mère enceinte

Le bonheur ne sera plus jamais « léger ». Les parents ont une joie teintée d'angoisse, une angoisse d'autant plus difficile à supporter que l'entourage se polarise sur l'aspect positif de cette nouvelle grossesse et ne veut plus, souvent, entendre évoquer l'enfant décédé. Le groupe est donc le lieu privilégié où le père et la mère vont pouvoir parler de leurs peurs, prendre des forces pour décider de leur conduite envers leur entourage relationnel, et dénouer lentement tous les liens qui les retiennent encore à leur enfant mort pour faire la place symbolique au nouveau bébé ; la question du libellé du futur faire-part va nécessairement se poser : chacun veut pouvoir marquer, d'une manière ou d'une autre, le prénom du nouvel enfant et de sa fratrie, et donc aussi de l'enfant décédé ; chacun résout le problème selon sa personnalité : pour les uns, la mention du prénom de l'enfant décédé suivi d'une petite croix entre parenthèses allié aux prénoms des autres enfants, pour d'autres la photo du nouveau bébé dans les bras de son frère ou sa sœur aînés avec la photo de l'enfant décédé discrètement à l'arrière, ou encore un dessin d'enfant avec un petit train dont les wagons portent les noms de tous les membres de la famille, unissant les vivants et le mort. Mais le choix signe un travail de deuil en profondeur qui va permettre aux parents d'accueillir l'enfant avec des sentiments élaborés, dans l'authenticité d'un nouveau bonheur empreint de leur chagrin pour l'absent. La séparation d'avec le groupe avant la naissance est toujours un moment émouvant, où les parents savent qu'ils doivent faire face à leurs prochaines anxiétés sans cet espace de parole souple, et où les autres participants se sentent investis aussi dans le destin de ce nouveau bébé.

C'est un traumatisme pour la fratrie

Les parents en attente de leur nouvel enfant apportent dans le groupe les craintes de la fratrie et les questions auxquelles ils ne savent pas répondre, désarmés le plus souvent par la justesse des observations soulevées : le nouveau bébé va-t-il mourir comme le précédent ? où est vraiment le bébé décédé, dans l'urne, dans la tombe, au ciel ? C'est le moment où tous les tabous vécus en silence doivent tomber si la famille veut se rééquilibrer. Dans le groupe, pas de conseil mais les parents se font mutuellement des suggestions, évoquent leur propre manière de voir les choses. Les animatrices lancent des interrogations et les parents trouvent peu à peu leurs mots pour parler à leurs enfants, si petits soient-ils, du bébé mort et du bébé à venir.

Ainsi ce temps de larmes qu'est le groupe de soutien et d'entraide apprend-il aux parents qu'ils détiennent en eux la solution pour chacune de leur difficulté, pour peu qu'on les laisse exprimer leur questionnement sans jugement et sans tabou, et qu'ils prennent eux-mêmes le temps de laisser l'évolution de leur réflexion se faire ; pas à pas, ils découvrent aussi la force de faire le chemin qu'ils pensaient ne jamais pouvoir faire. Chacune des animatrices, de par son propre vécu, se sent le vecteur d'un moment capital d'une vie bouleversée qui va se relever ; pas plus ; mais pas moins. Et porteuse aussi du souvenir de bébés si vite passés sur terre, dont les noms et les visages entraperçus sur les photos apportées par les parents vont se lier dans un ruban continu auquel leur propre deuil se rattache. Un ancrage d'un instant, un morceau du puzzle d'une mémoire, un fil du ruban...

• Le groupe d'entraide autour de la mort périnatale

Chantal Haussaire-Niquet, consultante en deuil périnatal, animatrice de groupes d'entraide au Centre François-Xavier Bagnoud à Paris, auteur du livre L'Enfant interrompu, *Flammarion, 1998*

Les particularités très singulières attachées à la mort périnatale nous ont conduits depuis un peu plus de deux années à créer au Centre François-Xavier Bagnoud à Paris des groupes d'entraide spécifiquement tournés vers la problématique des parents endeuillés par la perte d'un bébé autour de la naissance. Car si le deuil périnatal est bien un deuil à part entière, tout à fait « même » que celui qui résulte de la perte d'un proche, il est aussi tout à fait « autre ». C'est à partir de cette différence que les membres du groupe vont en grande partie tenter de reconstruire leur identité et leur appartenance sociale [41].

---

41. Voir aussi Dossier sur le deuil, *Le Journal des psychologues*, n° 184, février 2001, et Habiter le vide, *Couple et famille*, 1997, p. 110-111.

◊ La singularité de la perte

Alors même que le rendez-vous tant attendu avec la vie se trouve être manqué, la mort précoce en maternité s'abat sur les parents – le père comme la mère – comme une catastrophe d'une effroyable brutalité, les précipitant dans une douleur, une solitude et une culpabilité qui trouvent difficilement les moyens de se dire face à un déni individuel et collectif de cette mort-là, qui va parfois jusqu'à être vécu par les intéressés eux-mêmes.
Dès l'annonce de la mort, déjà installée à l'intérieur de la mère ou inéluctablement pronostiquée, les deux parents doivent faire face aux nombreux contresens qui font la singularité de cette perte. Car si cette disparition rassemble des spécificités traumatiques certes attachées à d'autres types de morts – brutalité de la mort violente, sentiment de solitude et de culpabilité de la mort aléatoire, grande difficulté à concevoir la réalité de la mort d'un disparu, elle les cumule également avec ses propres composantes identitaires : d'une part cette mort dans la maternité surgit au sein même d'une autre vie, elle ne peut donc aucunement se dissocier de la perte effective d'une partie intégrante de la mère et se matérialise par une souffrance physique additionnelle dans son propre corps – cela pour la partie spécifiquement maternelle de ce deuil – d'autre part, elle se fonde sur un manque radical de tranches de vie partagées habituellement avec l'être disparu. En outre, tout est socialement, psychologiquement et juridiquement « orchestré » pour qu'une telle mort passe la plus inaperçue possible, qu'elle ne soit pas connue ni exposée aux regards, qu'elle soit très vite gommée, rayée de l'expérience humaine par la chair de laquelle elle est passée, qu'elle se trouve oubliée comme par magie par les intéressés eux-mêmes qui doivent bien vite – c'est l'injonction dite ou non dite de l'entourage – « recommencer » ce travail inachevé et impropre à la vie qu'ils avaient entrepris, qu'ils ont raté et qui se trouve dès lors tout juste bon à être jeté à la poubelle (cela n'est malheureusement pas, dans bien des cas, qu'une clause de style). L'histoire traumatique de ce deuil est donc indissociablement et spécifiquement liée à la non reconnaissance par l'environnement de l'objet de la perte. Ceci s'ajoute comme un choc supplémentaire au processus de deuil « normal ». Les rapports particuliers qui s'établissent alors entre la réalité

interne et l'environnement, tels qu'à un moment la représentation mentale de l'événement devient impossible, sont de nature à faire basculer le deuil dans une violence psychique extrême et ce, il faut le préciser, aussi bien du côté de la mère que de celui du père. Ceci porte un coup fatal au pacte social implicite posé entre chaque homme qui naît, ce pacte devant normalement protéger l'intégrité physique et psychique de l'autre. La confiance dans le monde et l'environnement empathique sont alors détruits pour le sujet qui subit cette violence extrême.

Dans ce contexte, outre les enjeux communs à tout groupe d'entraide, largement décrits dans ce livre, le groupe investi dans le deuil périnatal travaillera selon trois axes spécifiques majeurs :

- la séparation d'entre la mère et l'enfant, axe spécifiquement maternel ;
- la reconstitution de traces signifiantes du bébé « disparu » ;
- la symbolisation d'une existence marquée du sceau du déni.

◊ La séparation d'entre la mère et l'enfant

Elle est tout à fait essentielle étant donné la singularité de la mort qui positionne la mère, et la mère seule à ce niveau, face à une problématique extrêmement complexe. Comment en effet faire exister cet autre qu'est son bébé comme un autre à part entière alors que, dans la plupart des cas, il est encore, au moment de son dernier souffle, tout entier dans la chair maternelle ? Comment cet autre qui est encore à l'intérieur de soi peut-il en effet être, simultanément, cet autre qui suppose séparation d'avec soi ? Et comment la mère peut-elle articuler dans sa représentation psychique cette frontière – indispensable au travail du deuil – entre le territoire du mort et celui du vivant, alors que presque toutes expriment dans les groupes leur impression d'être devenues elles-mêmes la « tombe » de leur bébé ? Il est donc essentiel d'aider ces femmes à bien matérialiser comme pleinement « autre », en le symbolisant comme tel, celui dont elles doivent résolument se séparer afin de pouvoir se projeter dans la réalité de sa mort.

◊ La reconstitution de traces signifiantes du bébé « disparu »

Par définition, l'absence ne peut se situer que par rapport à une présence antérieure. Mais dans le cas qui nous occupe, cette présence, au sens habituel du terme, n'a justement pas existé. Il n'y a pas eu de vie partagée avec le disparu – ou si peu et jamais à la maison – pas de liens visuels, verbaux ou comportementaux, pas de traces évidentes et suffisamment reconnues de tous, pas d'échanges significatifs. À l'insupportable absence qui s'ancre communément dans la mort, s'amarre cette absence de souvenirs pour accrocher la mémoire, absence d'images qui ravivent les rires ou qui rappellent les pleurs, absence d'évocations concrètes, des joies qui se communiquent et des chagrins à consoler, absence de mimiques marquantes, d'anecdotes inoubliables et d'histoires partagées, absence d'albums photos, absence d'objets et de vêtements… L'absence de passé, seule, répond à cette absence d'avenir qui taraude l'âme et le corps des parents au quotidien. L'isolement, la solitude, plus encore que dans un autre deuil, restent difficiles à dépasser. Car face au déni des autres, comment faire comprendre à l'entourage ce paradoxe qui fait que plus une vie sur terre a été longue et accomplie, plus il est possible, grâce aux traces réelles laissées par le disparu, de construire son deuil à partir de la présence passée ? À l'inverse, plus une vie a été courte – elle l'est d'autant plus qu'elle n'a pas eu le temps d'éclore – plus il est difficile, voire impossible d'engager son processus de deuil à partir de rien. Les parents perdent cependant quelqu'un à part entière, même si ce quelqu'un n'a pas eu le temps de vivre. Ils ne perdent certes pas cet habituel passé commun qui semble avoir seul valeur de reconnaissance sociale, mais plutôt le potentiel de cet enfant s'il avait vécu. C'est pour eux l'effondrement de l'avenir, dès avant le commencement du présent, sans possibilité de dire leur détresse, leur chagrin, leur manque, sans issue de partage de leurs sentiments les plus déchirants, les plus ambivalents aussi. Face aux paroles maintes fois entendues et qui sont toujours rapportées dans les groupes : *Allez, vous en referez un autre, vous êtes jeunes* ou quelques jours seulement après l'accouchement : *Ça va bien maintenant ? Il faut tourner la page et vite vous y remettre* ou encore : *C'est beaucoup mieux comme ça, rendez-vous compte, le calvaire, s'il avait vécu !…*, face à ces « consolations » trop vite dites éclate également l'absence terrible de légitimité pour les parents à éprouver pour eux-mêmes toutes les composantes de la souffrance psychique qui se déclinent habituellement dans le deuil. On pressent bien dès lors l'importance que peut revêtir la reconstitution minutieuse des faits au sein du groupe, au travers du récit de l'événement et des quelques gestes qui ont pu être posés à la maternité lorsque cela a été possible ; car l'on sait aujourd'hui, tout en se gardant bien des schémas trop réducteurs de « prêt-à-faire-son-deuil », combien l'absence de traces est un facteur aggravant dans l'élaboration de ce type de deuil.

◊ La symbolisation d'une existence marquée du sceau du déni

Afin d'ancrer l'existence du bébé et la séparation d'avec lui dans la représentation psychique des parents, la symbolisation de ce qui n'a pas pu être est un acte majeur sur la route de la réconciliation avec soi-même et avec l'environnement social. Ceci d'autant plus que, dans bien des cas, s'ajoute au traumatisme de la mort le poids d'une législation encore trop inadaptée à la détresse des parents confrontés à ce type d'événement. À peine sorti du ventre déjà en deuil de sa mère, en effet, le petit être qui naît mort, jusqu'au seuil du septième mois de grossesse, va subir l'inflexible jugement du législateur qui le renvoie impitoyablement à la qualification de « rien », « déchet humain », « produit innommé ». Il n'aura aucune existence, de quelque ordre que ce soit, aucun statut qui permette à ses parents de l'instaurer dans le réel et de l'inscrire dans la généalogie familiale. Il aura pourtant vécu, dans bien des cas bougé dans le ventre de sa mère, créé des liens avec « l'au-dehors », il sera né au prix d'un accouchement dont il est bien difficile d'imaginer les affres, il aura été considéré par tous comme la plus grande richesse, sa vie aura été surveillée, protégée, quasiment sacralisée pendant six mois et puis brutalement, sauvagement, parce qu'un jour il sera mort dans le ventre de sa mère, alors, il ne sera plus rien. Non seulement il n'existera pas mais, mieux encore, il n'aura même jamais existé. Cet enfant, disparu trop tôt pour avoir droit à la reconnaissance de sa qualité d'être humain mort, se dissout alors imperceptiblement dans le déni collectif de son existence, et ses parents, quant à eux, se trouvent plongés dans cette impasse psychique qui consiste à devoir faire leur deuil de rien. Déni officialisé par le fait que jamais ce bébé ne pourra figurer sur les registres de l'état civil, ni ne sera inscrit à sa place dans la fratrie sur le livret de famille parental. Son corps ne pourra pas davantage – sauf tracasseries administratives extrêmement complexes – être récupéré par la famille pour être inhumé ou porté en crémation, selon un rituel funéraire personnalisé, humanisant et socialisant. Il n'y aura pas non plus, dans le pire des cas encore très répandu, de lieu de sépulture où ancrer le souvenir. Les bébés nés morts à partir de 180 jours de gestation – des travaux sont en passe d'aboutir afin d'abaisser ce seuil à 140 jours – et jusqu'au terme habituel de la naissance, s'en tirent quant à eux un tout petit peu mieux puisqu'ils auront droit à un acte d'état civil dit « acte d'enfant déclaré sans vie » et pourront être inscrits sur le livret de famille seulement dans la partie basse réservée au décès. La partie naissance du livret restera cependant blanche. Les parents seront ainsi définitivement confrontés à cette incohérence pour le moins troublante d'avoir eu un enfant mort qui n'est paradoxalement jamais né ! Mais au moins cette situation leur offre-t-elle la possibilité de donner le statut d'enfant symbolique à leur bébé mort, qui peut ainsi venir s'inscrire dans la généalogie familiale et dans le souvenir. Si l'événement en tant que tel ne donne pas cette opportunité, si, de surcroît, l'enfant mort n'a pas de lieu à lui, pas de sépulture, pas d'endroit où ancrer la mémoire, alors les espaces entre le mort et les vivants là aussi se confondent, la séparation d'avec celui qui est mort reste culpabilisante, effrayante, insurmontable, le souvenir ne peut pas s'installer à sa place normale pour soulager le vide de l'absence, le bébé revient sans cesse « hanter » cette brèche de confusion béante, le deuil est difficile.

Le champ expérimental en donne aujourd'hui partout la preuve, les outils de base du groupe d'entraide que sont le récit, l'écho et la résonance se font les médiateurs par lesquels il est possible à la personne endeuillée de se rencontrer de nouveau elle-même. Le groupe d'entraide va pouvoir représenter, à ce moment là, l'environnement social dont la personne a besoin pour rompre la conspiration du silence installée autour du déni dont son deuil fait l'objet. Et c'est au sein de ce même groupe d'entraide que l'écho et la résonance, précisément, dans le cas du deuil périnatal, vont permettre de procéder en quelque sorte à une ritualisation compensatoire et d'opérer une reconstitution imaginaire du bébé mort. Le groupe fait ainsi accéder à la symbolisation de l'existence de l'enfant, pour enfin le laisser mourir. Il devient, au fil des séances, le lieu où se construit la socialisation du bébé, de la mémoire, de la souffrance et des deuils du père comme de la mère. Il sera alors très riche pour les participants que les outils d'animation, outre la fonction qui leur est dévolue comme dans tout groupe d'entraide, marquent symboliquement, en fin de parcours, un dénouement attaché à la spécificité du deuil périnatal. Les animateurs pourront, par exemple, remettre aux parents une sorte de mémoire du chemin parcouru par le groupe tout au long des séances, en rassemblant, en couleurs sous un fil conducteur graphique qui crée l'harmonie, dans une petite mallette délicatement marquée du prénom de l'enfant, les traces qui ont contribué ici à construire son identité sociale : recueil des comptes-rendus ou des lettres envoyés à chaque séance, mots exprimés par les parents comme étant leur « bagage pour la route à venir », cassette avec une jaquette personnalisée des musiques entendues en débutant et finissant chaque rencontre, petite carte d'amitié. Voilà qui viendra chaleureusement contribuer à l'ancrage du souvenir de leur enfant dans le réel.

Troisième partie : groupes d'entraide spécifiques aux enfants et aux adolescents en deuil

• Ateliers pour enfants en deuil

Isabelle Hanus, assistante sociale Protection Judiciaire de la Jeunesse, bénévole et administrateur de l'association Vivre son Deuil
Michel Hanus, docteur en médecine et en psychologie, président de l'association Vivre son Deuil[42] *et de la Société de Thanatologie*
Association Vivre son Deuil

Une prise de conscience collective se réalise actuellement au sein de la communauté francophone européenne sur l'importance des deuils dans l'enfance et de leur accompagnement. Aider les enfants en deuil, c'est en premier lieu aider leur famille endeuillée. Mais le deuil chez l'enfant a ses particularités et son accompagnement a aussi les siennes.

L'expérience d'accompagnement des enfants en deuil au sein de l'association Vivre son Deuil s'inspire directement des pratiques anglo-saxonnes, en particulier celles de St Christopher's Hospice.

Depuis février 1997 des ateliers sont proposés aux enfants en deuil. Leurs parents ont tous été en contact avec l'association Vivre son Deuil par l'écoute téléphonique ou lors d'un entretien avec un membre de l'association ou encore par la participation à un groupe d'entraide.

Les ateliers sont animés par deux bénévoles, en présence d'un « observateur » en formation. Les animateurs bénévoles sont par ailleurs travailleurs médicaux ou sociaux, psychologues thérapeutes et ont tous reçu une formation à l'animation de groupes et à l'accompagnement du deuil.

---

42. 7 rue Taylor, 75010 Paris. Tél. : 01 42 62 15 05. Fax : 01 42 38 08 88. Écoute téléphonique : 01 42 38 08 08.

Nous proposons au(x) parent(s) et à l'enfant de les rencontrer au local de l'association pour un entretien préliminaire. Au cours de cet entretien s'exprime la demande du ou des parents, se verbalisent le récit de la mort de la personne décédée et les difficultés présentes, se manifestent le chagrin et le cheminement qui amènent à proposer ce type d'aide à l'enfant. Cette demande est en effet formulée par un parent pour son enfant. C'est le parent qui ouvre la porte à l'enfant et c'est grâce à ce mouvement que l'enfant peut entrer dans un groupe, se confronter aux autres, échanger et grandir.

Nous expliquons alors à l'enfant qu'il rencontrera d'autres enfants dont le père, la mère, le frère ou la sœur sont morts comme pour lui. Nous lui montrons la pièce où se déroulera l'atelier et lui expliquons ce qu'il fera et avec qui il le fera.

Après cet entretien et si l'enfant est d'accord, nous envoyons une lettre rappelant les objectifs du groupe et précisant dans quel cadre matériel il s'inscrit (lieu, date, horaires). Nous demandons aux parents d'adhérer à l'association et sollicitons une petite participation financière pour l'achat du matériel et du goûter. À la fin de l'atelier nous revoyons les familles pour clore l'atelier et proposer éventuellement une orientation pour l'enfant et/ou ses proches vers une autre forme d'aide.

◊ Le lieu, le temps, le rythme

L'atelier a lieu au local de l'association où nous disposons d'une grande pièce et d'une cuisine. Des tables et des chaises à la taille des enfants sont à leur disposition avec un endroit aménagé avec des peluches et des jouets type Lego et Playmobil.
Le groupe comprend quatre à six enfants. Quatre rencontres s'étalent sur une durée de quatre mois. L'atelier se déroule en trois heures le mercredi ou le samedi après-midi ; ce temps est partagé en deux par le goûter, moment de restauration attendu et apprécié. Les enfants s'engagent à participer aux quatre réunions et l'atelier n'accepte aucun autre enfant en cours de route.

◊ Le déroulement de l'atelier

Dans un atelier nous accueillons des enfants de 3 à 8 ans et dans un autre des enfants de 8 à 12 ans. Tous vivent le deuil d'un proche (père, mère, frère ou sœur) survenu le plus souvent un an avant le début de l'atelier. L'âge de 3 ans peut paraître bien jeune. Les trois enfants de cet âge que nous avons accueillis participaient à l'atelier avec une de leurs sœurs aînées. Si nous posions une condition d'âge minimal ce serait l'accession au langage. L'expérience a montré que ces enfants très jeunes s'étaient remarquablement investis dans le travail proposé. Nous constituons donc des groupes de quatre à six enfants à partir d'une certaine homogénéité d'âge et d'acquisitions, en évitant de placer un enfant seul face à deux fratries ou un enfant d'un sexe avec quatre de l'autre.
Les quatre réunions proposées ont chacune un thème directeur.

Première réunion : l'image du parent (frère ou sœur) perdu, la famille avant le décès et les souvenirs.

Deuxième réunion : le récit de la mort, les rituels qui l'ont entourée, le chagrin et les émotions. Puis le changement entraîné par la mort du parent (frère ou sœur) pour l'enfant, son environnement, sa façon de vivre sa nouvelle situation.

Troisième réunion : l'héritage que l'enfant va s'approprier, comment vivre avec cette perte, comment vivre son avenir, quelle place pour le parent (frère ou sœur) décédé dans la vie de l'enfant, quelle place pour l'enfant dans sa famille.

Quatrième réunion : partage avec les parents qui viennent participer avec les enfants.

Chacune des réunions comprend plusieurs étapes.

La première étape : l'accueil

Les parents sont accueillis avec les enfants. Ils restent le temps nécessaire à la séparation mais il est important que ce soit le parent et l'enfant qui fassent eux-mêmes ce mouvement.

La deuxième étape : l'atelier lui-même

Lors de la première rencontre, chaque enfant se présente et présente la personne qu'il a perdue. Les animateurs se présentent en disant qu'ils sont là pour aider, encadrer, protéger. Les règles de fonctionnement du groupe sont établies de préférence en les élaborant avec les enfants, par exemple : on parle et on joue ensemble, on partage une expérience commune et, en même temps, unique. On peut pleurer et rire, bouger, crier mais on doit aussi respecter les autres, les écouter et savoir rester tranquille.

Ensuite des activités créatrices sont proposées, qui, au travers de dessins, peintures, jeux, permettent une expression corporelle et émotionnelle, un temps de restauration avec le goûter, à nouveau des activités avec des temps d'expression orale et de mise en commun des expériences du groupe.

La troisième étape : la séparation

Le retour des parents marque la dernière partie et la fin de l'atelier, amène l'enfant à montrer ses réalisations à son ou ses parents et, s'il le souhaite, les offrir. C'est aussi un temps d'échange entre les animateurs et les parents, un temps de séparation aussi pour l'enfant qui doit nous quitter et retrouver son univers familier. Lors de la dernière réunion, les parents sont présents, ce qui permet de leur transmettre ce que l'enfant a pu créer et de leur donner une place dans ce travail qui n'aurait pas pu se faire sans eux.

◊ Les moyens et techniques employés dans chaque atelier

Pour aider les enfants à s'exprimer nous utilisons

- le dessin et la peinture
- la pâte à modeler
- le découpage et le collage
- des jeux de type Lego et Playmobil
- des jeux projectifs : masques et marionnettes
- des livres
- des jeux de société
- un livret que l'association a réalisé pour ces enfants (voir Bibliographie, p. 213).

Le dessin est proposé au début de chaque réunion, dessin de la famille avant la mort du parent, du frère ou de la sœur, dessin de l'enterrement, dessin après la mort. Ils permettent d'évaluer l'étendue du soutien à fournir à l'enfant, l'importance des relations familiales et leur évolution.

Nous proposons également la réalisation de mandalas des émotions et le dessin de l'arbre de la famille, techniques qui peuvent être employées à tout moment au cours de l'atelier et qui permettent aux enfants d'exprimer leurs émotions et d'appréhender leur place dans l'histoire familiale. Nous nous servons de masques que les enfants peignent avec comme consigne : le sentiment de soi avant la mort, le sentiment de soi aujourd'hui. Cet exercice constitue un espace projectif de la représentation de soi. Mais la consigne est vite oubliée et les masques deviennent des objets esthétiques mais non dénués de sens pour autant. Cette activité est très prisée et permet, une fois l'objet réalisé, de passer à un autre jeu. Les enfants veulent être pris en photo avec leur masque, le ressentant comme faisant partie d'eux-mêmes.

Un des enfants a fait un masque représentatif avec une ligne médiane, un côté blanc et un côté noir. Nous avons rapproché ce masque hémiface de son dessin de famille où la pluie se mêle à un arc-en-ciel et où le père qui est mort est suspendu dans les airs. Nous avons verbalisé discrètement ce clivage en disant simplement la difficulté à pouvoir se sentir heureux après la mort de son père.

Lors de la troisième rencontre, nous proposons ce que nous avons appelé le « cadre du souvenir » inspiré d'une pratique mexicaine. Le jour de la fête des morts, la coutume est d'aller déposer sur les tombes un objet significatif où l'on tente de représenter le mort. Nous proposons alors de réaliser un cadre sur lequel les enfants vont placer, grâce au découpage et au collage, des dessins, des objets, des textes ayant eu un sens pour la personne qui est morte. Cette activité est très investie et très bien comprise par les enfants. Il s'agit de faire mémoire du mort, de s'approprier un héritage que l'on construit soi-même et que l'on pourra garder. La plupart des enfants l'emmènent chez eux ; certains veulent en faire cadeau à leur parent, plus souvent à celui qui est vivant qu'à celui qui est mort.

Cette activité permet d'aborder les rituels que les enfants ont pu vivre et de poser la question de l'au-delà, sujet qui entraîne une discussion très animée entre les enfants. A., 4 ans, dit : *Papa on l'a mis dans une boîte et c'est tout, maintenant c'est fini.* G., 8 ans, affirmera que, après la mort, il n'y a rien, on pourrit et c'est tout ; tandis que E. et A. pensent qu'un jour, mais bien plus tard, on se retrouvera tous.

D'autres activités plus ludiques sont également proposées ; jeux de rôles, jeux avec des Legos, des Playmobils où l'on retrouve des personnes blessées ou malades que l'on doit sauver, l'infirmière, le médecin, le papa, la maman, le bébé. Ceci permet aux enfants des identifications réciproques et surtout de revenir au temps où la famille était encore entière. La nostalgie de cette famille alors idéalisée et la colère face à la nouvelle situation peuvent s'exprimer. G., 8 ans, qui a perdu son frère, va être très agressif avec G. un autre garçon qui, lui, a sa sœur dans le groupe. À l'inverse ce dernier, dont la mère s'est suicidée et dont le père ne s'occupe pas, sera agressif avec le premier qui a ses parents. Une autre activité est la lecture et aussi l'élaboration en commun d'un conte que l'on peut ensuite retranscrire et illustrer voire lire aux parents lors de la dernière réunion.
Lors de cette dernière rencontre, nous clôturons l'atelier par une activité partagée avec les parents : décoration d'un cadre avec une photo choisie par l'enfant ; lecture et représentation sont encouragées (une petite fille de 8 ans improvise une danse à la mémoire de son père). Nous nous recueillons ensemble en pensant aux morts ; nous remercions les enfants pour leur collaboration qui nous permettra à l'avenir de mieux aider d'autres enfants. Nous remercions aussi les parents de nous avoir fait confiance car ce travail n'aurait pas pu se faire sans eux.

Ainsi ces ateliers pour les enfants en deuil les aident à exprimer leurs sentiments et à les offrir à leurs parents pour qu'ils puissent les reconnaître et aident également les parents à exprimer les leurs.
C'est dans la reconnaissance de la mort et de nos émotions communes, parents d'enfants, enfants de parents et, au travers de nos paroles qui se doivent d'être vraies pour nos enfants, que nous pouvons vivre ensemble, faire de nos deuils une richesse et mourir sans briser la vie de nos enfants.

• Groupes d'adolescents en deuil

Annick Ernoult, animatrice et formatrice au Centre François-Xavier Bagnoud, co-fondatrice de l'Association Choisir l'Espoir

C'est souvent à la demande de parents inquiets pour leurs enfants à la suite d'un deuil familial que les groupes d'entraide sont proposés aux adolescents en deuil dans le cadre des activités du Centre François-Xavier Bagnoud.

Après avoir explicité le cadre adopté et la démarche suivie pour ces groupes, nous concluons sur leur utilité en fonction du vécu des jeunes accueillis dans ces groupes.

◊ Le cadre

Le modèle des groupes d'entraide pour adultes en deuil a été adapté aux besoins des adolescents : groupes moins nombreux (six à huit participants maximum), nombre de rencontres moins important (quatre en général), regroupement des adolescents par tranches d'âge : 11/12 ans jusqu'à 14 ans, 15 ans jusqu'à 18 ans (années de collège et de lycée). Le décès de la personne proche peut se situer entre quelques mois et 3 ou 4 ans (toutefois nous avons accueilli dans ces groupes des deuils plus anciens). Il peut s'agir de la perte d'un des parents, d'un frère ou d'une sœur, voire de celle des grands-parents. Les causes de décès sont diverses.
Ces groupes sont co-animés par un psychologue (ou un autre membre de l'équipe) et un jeune ayant vécu un deuil dans son enfance ou son adolescence et ayant pris du recul par rapport à ce deuil. La parole est facilitée par la présence du jeune animateur qui joue un rôle de catalyseur entre le monde des adultes et celui des adolescents. Il est clairement « un des leurs » et permet aux adolescents de parler plus librement.
Chaque rencontre commence et se termine par un « pot » et ce temps de convivialité contribue fortement à la constitution et la cohésion du groupe.

◊ La démarche suivie

Il est indispensable de soutenir le désir et la motivation des adolescents à entrer dans un groupe entre le moment où ils l'expriment et l'ouverture effective du groupe. Des courriers adressés à l'adolescent personnellement (avec l'accord de ses parents) peuvent aider à cette démarche. Avant l'ouverture du groupe, un courrier est adressé à chacun avec une fiche d'inscription (coordonnées, classe, hobbies et passions, attentes par rapport au groupe). Il nous paraît important que l'adolescent fasse une démarche personnelle pour s'inscrire. Les dates, horaires et lieu des rencontres sont précisés dans ce courrier. Les règles du groupe sont rappelées : ponctualité, régularité, confidentialité, respect de la parole de chacun.

La première rencontre

Les objectifs de la première rencontre sont de

- permettre aux participants de faire connaissance,
- faire le récit de leur histoire.

À cette fin, nous utilisons le jeu et le conte.
Nous leur proposons de faire connaissance sous forme ludique en jouant par exemple à « J'aime, j'aime pas ». Chaque participant s'exprime très spontanément et le jeune animateur donne le ton en ouvrant le partage. Il témoigne de ce que l'on peut parler de choses profondes avec légèreté.
Faire le récit de leur histoire est souvent un moment difficile et chargé de beaucoup d'émotion. Nous leur proposons de commencer ce récit par « Il était une fois... ». Le conte leur permet de prendre une certaine distance par rapport à ce qu'ils ont vécu et de ne pas se laisser submerger par leurs émotions.

Certains entrent de plain-pied dans cette démarche et parviennent à décrire avec précision ce qu'ils ressentent : *Il était une fois une petite fille qui vivait dans un merveilleux pays, dans un fabuleux château. Son château était rose bonbon avec de grands arbres verts plantés au sommet. Tous les jours le survolait un cheval ailé que chevauchait sa petite sœur de 10 ans. Dans le château la famille était la plus heureuse,*

la plus unie qu'on puisse rêver. Les couloirs étaient formés de longs tubes transparents. Le pays était un véritable jardin des délices, les habitants se nourrissaient de fruits géants que les arbres fournissaient à profusion. Ils montaient d'étranges bêtes, de gros chats rigolos, des licornes, des chevaux magnifiques... Mais un jour que tout semblait aller au mieux, un énorme cri déchira le silence suivi du grondement d'un tonnerre inconnu jusqu'alors. Le ciel émettait d'atroces vrombissements et noircissait à vue d'œil. Un autre cri survint, plus violent encore. C'était sa petite sœur, fracassée par un éclair rouge. Elle était tombée de son cheval ailé pour s'écrouler dans les buissons. Le ciel ne fut plus jamais d'une autre couleur que le noir.
D'autres commencent sous la forme de conte et terminent leur récit en parlant d'eux à la première personne.

La deuxième rencontre

L'objectif de la deuxième rencontre est d'exprimer les difficultés rencontrées depuis la mort de la personne proche.

Nous proposons aux participants d'apporter une photo, un objet ou un texte qui les aide à parler de la personne décédée et nous les aidons à identifier leurs difficultés. Ce thème encourage les adolescents à retrouver des souvenirs en les autorisant à les rechercher. Les apports sont très variés : textes de chansons parlant de la mort et de la séparation ou appréciées par la personne décédée, albums de photos, jeux, peintures réalisées avant ou après la mort, poèmes écrits, etc.
Nous leur demandons ensuite de réaliser un collage qui mette en images ce qu'ils ont du mal à mettre en mots.

La troisième rencontre

La troisième rencontre est consacrée à la réalisation du collage (ce dernier peut parfois être commencé à la fin de la deuxième rencontre), pour lequel les animateurs proposent un thème aux adolescents, par exemple : *Avant-Après. Qu'est-ce qui a changé pour moi depuis la mort de cette personne ?* Ils mettent à la disposition des jeunes de nombreux magazines qu'ils leur proposent de feuilleter à la recherche d'images ou de mots qui leur « parlent ». Ils insistent sur le fait que les membres du groupe ne doivent pas produire quelque chose d'esthétique, mais simplement chercher à exprimer autrement quelque chose de difficile à nommer. Ils les aident et les encouragent à ne pas comparer leurs travaux mais plutôt à se laisser conduire par les images, en étant concentrés sur ce qui se passe en eux.

En observant les jeunes pendant cette activité, nous remarquons souvent leur implication et le travail d'associations d'idées qui s'accomplit. Ils constatent eux-mêmes qu'un mot en appelle un autre, qu'une image en appelle une autre et disent qu'ils sont parfois surpris de la forme prise par leur panneau, qui se construit au fil de leur recherche. Ils ne savent pas au départ dans quelle direction ils vont se diriger. Ils semblent éprouver beaucoup de plaisir et leurs réalisations sont parfois très frappantes visuellement : la mort représentée par un animal féroce à la gueule ouverte qui croque des foules de personnes, un bras qui met le feu à une horloge et symbolise l'écrasement du temps, certains mots collés à l'envers représentant la perte des repères, un fil de téléphone reliant la photo d'un jeune garçon au cercueil de son frère, exprimant le désir de communication avec le disparu, des gâteaux et des confiseries traduisant les accès de boulimie depuis le décès.

La quatrième rencontre

L'objectif visé lors de la dernière rencontre est d'exprimer ce qui n'a pas pu être partagé jusqu'alors et d'identifier des projets pour l'avenir. Les animateurs proposent alors à chaque adolescent de présenter son collage aux autres membres du groupe. Ils l'encouragent à développer, expliciter, et aident le groupe à interpeller, questionner celui ou celle qui parle.

Les membres du groupe peuvent ensuite écrire leur projet sur un papier. Les animateurs leur laissent le choix de partager ce projet avec le groupe ou de le garder secret.

Ces modalités ne sont pas immuables car, comme pour les groupes d'entraide d'adultes, la personnalité des animateurs et les capacités créatives des membres du groupe influent sur le mode d'animation. Elles représentent cependant un cadre de départ pour faire vivre un groupe.

◊ Le vécu des adolescents en deuil

Les jeunes manifestent toujours une très forte motivation pour venir au groupe et certains n'hésitent pas à effectuer de longs déplacements pour assister aux rencontres.

Le besoin de parler de la perte subie est à la mesure de leur incapacité à le faire dans leurs lieux de vie habituels. En effet, leur solitude est grande car ils craignent de perdre leurs « copains » en leur parlant de leur peine : *La souffrance fait peur aux copains, nous ne sommes pas drôles. Alors nous préférons ne rien dire.* L'appartenance au groupe social, amical ou scolaire est essentielle à leur âge et ils sont prêts à tout pour ne pas la perdre. Certains disent avoir osé aborder leur deuil avec un ami très proche, mais n'avoir été en mesure de le faire que longtemps après le décès.
Leur ambivalence reflète les problématiques de leur âge : ils savent s'exprimer très librement avec une grande authenticité, mais craignent d'être débordés par leurs émotions et de s'exposer, en état de vulnérabilité, au regard des autres.

Dans tous les cas, ils ressentent une difficulté à communiquer, même lorsqu'il s'agit de leurs joies. A fortiori, il leur est difficile de parler de leur peine.

La souffrance éprouvée par ces jeunes en deuil est une souffrance familiale. C'est toute leur famille qui est déstabilisée par la perte du parent ou d'un membre de la fratrie : l'image parentale s'effondre, le climat de la maison se dégrade et chacun des membres de la famille souffre en silence.

La suite du conte écrit par une adolescente l'illustre parfaitement : *Maintenant la jeune fille vivait dans ce deuxième monde avec tous les gens qu'elle avait aimés et c'était l'enfer... Dans ce pseudo-château, reconstruit à la hâte, pâle imitation d'un autre tellement plus beau, elle retrouva sa famille. Pseudo-sourires, fausses joies avec quelquefois, mais quelquefois seulement, de vrais éclats de rire. Sa mère avait un teint verdâtre; elle avait maigri de 15 kilos. Son père avait grossi de*

15 kilos et ne dormait plus. Elle devait soutenir cette famille qui avait été la sienne et dont il ne restait plus que des miettes. Elle pouvait, ombre d'elle-même, être utile à l'ombre de son ancienne famille.

Le jeune se sent investi de la mission de protéger ses parents et ne s'autorise pas à parler de sa souffrance en famille afin de ne pas peser sur celle de ses parents qu'il devine tellement lourde. À une époque de sa vie où l'adolescent a besoin de mettre à distance le modèle parental pour construire le sien, l'adolescent en deuil se retrouve face à une double difficulté : d'une part ses parents ne représentent plus un repère stable sur lequel il peut s'appuyer, et d'autre part, au lieu de s'en éloigner, il se sent le devoir de les protéger afin de ne pas les déstabiliser en alourdissant leur peine.

Le groupe devient alors un espace privilégié qui peut accueillir tout ce dont on ne peut se décharger ailleurs et en particulier le désir inavouable de mourir : *La seule chose qui me retient de me suicider c'est que je ne peux pas faire ça à mes parents.*
Ils sont rassurés, soulagés de constater que tous sont emportés par la même tornade : *Nous sommes pris dans un typhon, une tornade. Tout tourne.*
Pour une adolescente de 16 ans, huit ans après la mort de sa mère, pouvoir faire le récit du retour à la maison pleine d'adultes où personne ne lui adressait la parole a marqué le premier pas sur le chemin du deuil : *C'est la première fois que je peux en parler depuis huit ans.*
Partager leurs expériences avec d'autres jeunes est vécu et nommé par les participants comme nécessaire, pour pouvoir les transformer et continuer à vivre sans faire « comme si rien ne s'était passé ».

◊ Conclusion

Rassurés par le fait que d'autres adolescents expriment ce qu'ils éprouvent, les jeunes que nous accueillons dans ces groupes d'entraide peuvent s'extraire de la violence de la souffrance éprouvée pour tenter de la comprendre. Ils constatent alors que la rencontre avec la mort d'une personne proche et aimée a bouleversé et transformé leur vision de la vie. Ils reconnaissent qu'elle peut avoir des effets positifs autant que négatifs : *Depuis la mort de mon frère, les gens sont devenus des personnes.* En nommant ce qu'ils ressentent, ils mettent de l'ordre dans le désordre introduit par la mort. En le partageant avec d'autres, ils réintègrent un groupe social dont ils ont tant besoin.

Enfin ils interpellent les adultes :
Soyez suffisamment solides pour que je puisse vivre cette expérience de la souffrance sans devoir m'occuper aussi de la vôtre.
Aidez-moi, en me donnant des lieux pour parler de ma souffrance, en entendant mes questions, en laissant de l'espace à ma souffrance, en ne la niant pas, en étant vivants vous-mêmes !
Soyez des guides. Nous avons besoin d'aide !
Mais aussi :
Laissez-vous guider par nous. Nous avons besoin d'être utiles.

Par-delà les groupes d'entraide pour les parents en deuil et les adolescents en deuil, une réflexion reste à mener sur la possibilité de les réunir, afin de découvrir s'il est possible d'aider à faire évoluer la dynamique familiale dans ces périodes très délicates.

Quatrième partie : parole et deuil

Dominique Davous et Annick Ernoult

> *Au début j'ai bien cru perdre ma voix, la parole et la mort sont comme deux personnes qui voudraient entrer dans une pièce en même temps et se gênent, demeurent bloquées sur le seuil, au début la mort devenait de plus en plus grande et la parole bégayait de plus en plus, ensuite j'ai compris qu'il fallait éviter comme la peste tout ce qu'on croit savoir à ce sujet, tous les mots convenus sur la douleur et la nécessité de revenir à une vie distraite, j'ai compris que, comme pour la vie, il ne fallait écouter absolument personne et ne parler d'une mort que comme on parle d'un amour, avec une voix douce, avec une voix folle, en ne choisissant que des mots faibles accordés à la singularité de cette mort-là, à la douceur de cet amour-là* [43].

> *Une parole avant de se couvrir de mots, doit séjourner,*
> *en mammifère douloureux, au fond d'un ventre. Elle y acquiert*
> *le droit d'avoir un sens, d'avoir un son, d'avoir un sang.*
> Alain Bosquet

---

43. Christian Bobin, *La Plus que vive*, éditions Gallimard, 1996.

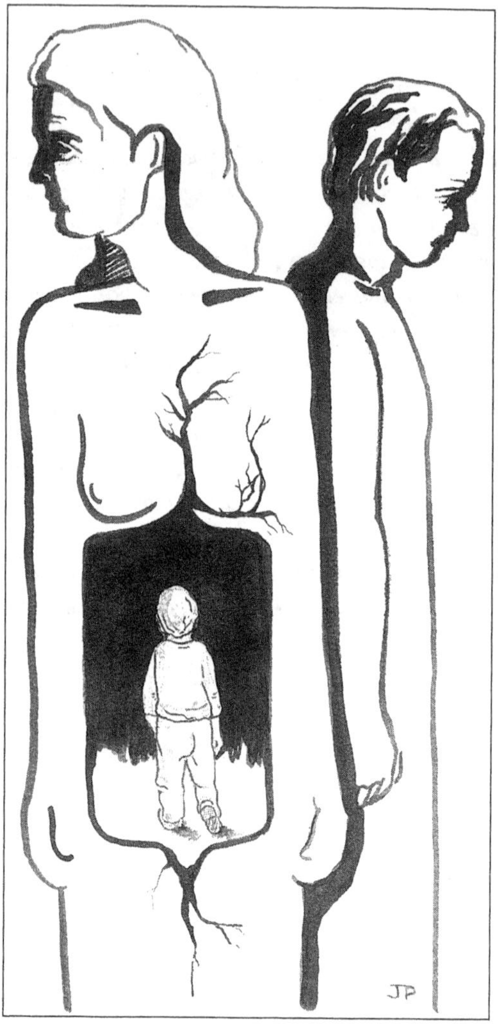

Un enfant, on le porte d'abord dans sa tête, ensuite dans son ventre, après dans ses bras et toute la vie dans son cœur.
Maurice Porot

L'introduction des groupes d'entraide pour personnes en deuil en France est née d'une double rencontre : rencontre d'une personne au Canada, Jean Monbourquette, et rencontre entre la force de reconstruction que génère le témoignage au sein de ces groupes et la dimension « spirituelle » du deuil. L'étymologie du mot spirituel est « souffle vital ». La parole vient du souffle. Ce qui permet aux parents de reprendre souffle, c'est de chercher à donner sens à l'insensé. C'est dans cette acception du terme que nous nous sommes autorisées à cet apport plus personnel dans ce livre. L'une et l'autre, nous avons éprouvé cette force et sa dimension spirituelle. En tant qu'animatrices, souvent nous avons vu des parents, pendant le temps du groupe, s'éveiller à cette dimension ou lui donner un développement.

L'élaboration d'un processus de deuil, avons-nous dit, ne se fait pas linéairement. La personne en deuil ne passe pas d'une étape à une autre selon un temps chronologique sans retour en arrière. Bien au contraire. C'est une série d'ajustements successifs, de va-et-vient entre des états différents, d'oscillations entre le passé qui fait mal et qui attire en même temps et le désir de reconstruction, le désir d'avenir. Oscillations, mouvement de balancier jusqu'à atteindre l'énergie suffisante pour sortir du puits de l'errance et relancer sa vie.

Cela prend du temps et le temps du deuil n'a rien à voir avec le temps objectif. Le temps du deuil est un temps subjectif, propre à chacun et soumis à de multiples facteurs : la personnalité, la qualité de l'attachement, l'histoire de vie et l'histoire familiale, le soutien reçu ou manquant, l'isolement, etc. Il n'existe pas de modèle en ce domaine, pas de norme. Il y a juste à entrer dans la durée et à accepter le temps nécessaire pour intégrer la souffrance due à la perte. *Le temps ne respecte pas ce qui se fait sans lui.* Proverbe indien.

À partir de cela, nous allons explorer la place de la parole dans le processus de deuil. En trois mouvements, nous nous proposons de regarder comment la pensée est à l'œuvre face à une expérience irréductible qui doit être prise dans sa globalité, dans sa brutalité, et comment le témoignage est la forme la plus appropriée pour rendre compte de cette expérience irréductible. Le groupe d'entraide est un lieu privilégié où s'expérimente le témoignage et l'écho-résonance qu'il engendre. *Témoigner est alors un langage second qui commence quand le mal est déjà fait et qui essaye de nommer l'innommable.* Lytta Basset [44].

44. Lytta Basset, *Le Pardon originel*, Labor et Fides, 1995.

Premier mouvement : la pensée bute sur ce dont elle ne peut rendre compte

La mort d'un enfant se réfère à l'existence même du mal qui existe depuis toujours dans le monde et auquel on cherche des explications, non pas le mal que l'on fait, mais le mal que l'on subit [45].

L'être qui subit ce mal est frappé de déraison, de folie.
Ne dit-on pas d'une grande souffrance qu'elle rend fou de douleur ?
La souffrance occupe toute la place et aveugle.

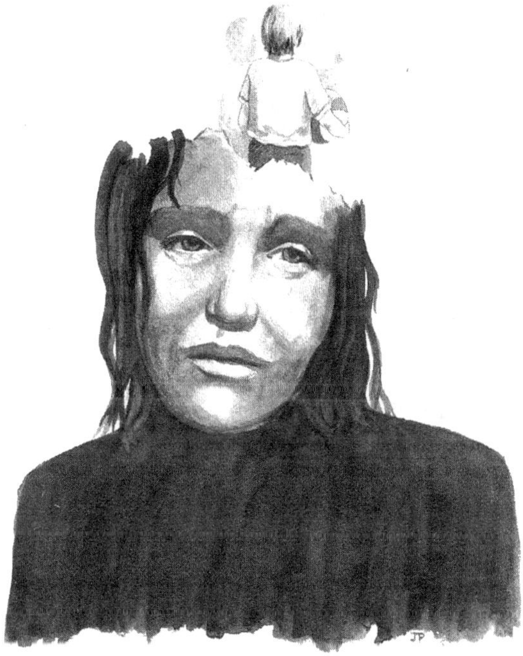

La souffrance occupe toute la place et aveugle

45. Approche référée très directement à la pensée de Lytta Basset, opus cité en page 132. Il en est de même de l'image du liquide et du vase.

L'image est celle d'une bouteille de gaz[46] : que l'on dispose d'une grande bonbonne de gaz ou d'une petite cartouche de gaz, qu'on soit dans une petite pièce ou dans la grande nature, si le gaz se répand, de toutes les façons, il occupera toute la place disponible.

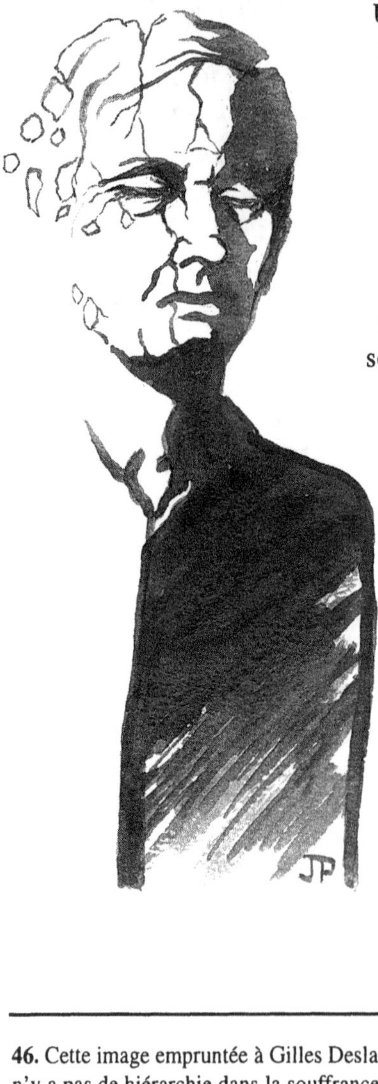

Une autre image est celle d'un liquide dans un vase :
le vase c'est l'expérience ;
le liquide c'est la pensée ;
le mal, c'est le vase qui se fêle ou se brise.
Le liquide alors se répand sans contenant.
Le même mouvement, le même choc brise le vase et vide la raison, la pensée.

Le témoignage est la seule parole encore possible face à la souffrance de l'autre et celui qui l'entend peut y faire écho.

Le mal, c'est le vase qui se fêle ou se brise

46. Cette image empruntée à Gilles Deslauriers convient bien aussi pour dire qu'il n'y a pas de hiérarchie dans la souffrance !

Deuxième mouvement : si la pensée bute sur ce dont elle ne peut rendre compte, elle n'a pas pour autant à se saborder

Face à la déferlante de la souffrance, face à l'indicible, l'innommable, l'inintelligible, deux attitudes sont possibles :

rester terrassé, frappé de stupeur, englouti par la souffrance ; se taire, s'isoler,

ou bien...

refuser d'être anéanti, refuser le silence, la violence du silence qui enferme, refuser de rester sous l'emprise des puissances mortifères.

Le désespoir qui ne parle pas murmure au cœur écrasé de se briser.
Shakespeare, *Macbeth.*

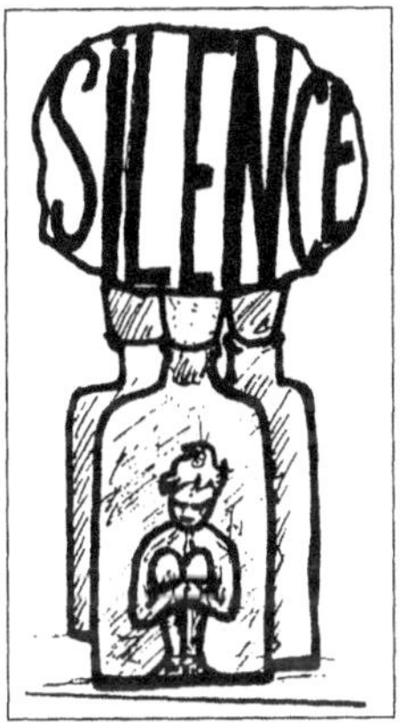

Refuser d'être anéanti, refuser le silence, la violence du silence qui enferme.

Adopter cette deuxième attitude n'est possible que si l'être blessé imagine une issue. Ne peut se mettre en chemin de deuil que celui qui est mu par l'espoir qu'il existe une issue. L'issue est du côté de la parole, de l'échange signifiant. L'issue est du côté du témoignage.

Témoigner c'est communiquer, c'est privilégier la communication. Ce n'est pas une expérience autiste ; c'est un don ouvert en attente de réflexion.

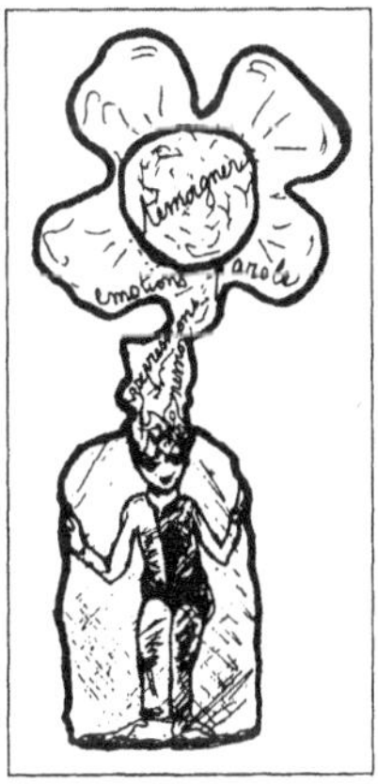

L'issue est du côté de la parole,
de l'échange signifiant.
L'issue est du côté du témoignage.

Témoigner devant des pairs, c'est voir sa peine allégée parce que un regard bienveillant veille sur elle, parce qu'une écoute de compassion, d'empathie, de résonance accompagne la parole. Le témoignage fait devant des pairs aide à :

◊ Identifier ce qui se vit.

Ne pas nommer les choses, c'est ajouter au malheur du monde.
Albert Camus.

◊ Refuser le statut de victime (être victime c'est perpétuer en soi-même et dans les autres le tort subi, c'est vivre dans le ressentiment constant).

Connaissez-vous l'histoire de ces deux aveugles qui essaient de gagner leur maigre pitance en vendant des crayons dans un quartier animé de New York ?
Ils sont installés sur le trottoir, à peu de distance l'un de l'autre mais, curieusement, si les passants n'accordent aucune attention au premier, ils manquent rarement de s'arrêter devant le second et de lui acheter quelque chose.
Un promeneur, intrigué par ce spectacle, s'approche des deux hommes. Le plus malchanceux a disposé devant son maigre étalage un écriteau ainsi rédigé : « Ayez pitié d'un pauvre aveugle. »
Quant à l'autre, il a lui aussi un écriteau, mais qui dit : « C'est le printemps et je ne le vois pas. »

Même infirmité, même besoin d'argent, mais méthode d'approche différente [47].

◊ Tout mettre en œuvre pour mobiliser ses ressources (ne pas se décharger sur les autres de sa souffrance, intégrer, faire avec).

---

47. Cité dans *Parents en deuil*, Harriet Sarnoff-Schiff, Robert Laffont, 1977, p.19.

Reprendre des repères. Prendre conscience de ce que l'on a et pas seulement de ce que l'on perd.

Le 4 octobre 1995, plus d'un an après, je reçois cette lettre de mon neveu Étienne (âgé de 23 ans), ton cousin du rire partagé. Il est en Israël, au kibboutz Yahel :

> *« Aujourd'hui est Kippour, un jour où le pays vit plus lentement que tous les jours, un jour pendant lequel l'esprit domine la matière. Le jour du pardon aussi. Les gens demandent pardon les uns aux autres et tentent de se le donner. Ils demandent pardon à Dieu aussi dans leurs prières. Pour quelle faute ? Pour quel péché ? Chacun sait. Je trouve très dur de revenir en arrière, j'ai tendance à aller en avant. Oui, d'une part on demande pardon à Dieu, mais on dit que Dieu nous demande également pardon. Pour quelle faute ? Pour quel péché ? Chacun sait.*
> *Je ne tente pas de te donner un message juif ou quelque chose de ce genre. Je trouve ce jour universel, humain, au-delà de toute religion. L'an dernier, je ne pouvais pas participer à la « fête ». Demander pardon pour quoi ? Peut-être il était temps de pardonner, mais je n'y étais pas prêt. Aujourd'hui, pour la première fois je ne suis pas en France, je suis au kibboutz en ce moment et j'ai récemment passé plusieurs jours dans le désert. J'ai l'impression d'y avoir une meilleure emprise sur des choses qui me dépassent une fois sorti du désert. Sur l'infini, l'éternité, le rien qui s'oppose à la vie. Je finis par respecter la mort et je pense à la vie de Capucine, 14 ans. Comment continuer après que tout le bonheur qu'elle a procuré pendant ces années s'en va ? J'espère ne pas te heurter... mais, je pense que, oui, c'était déjà 14 ans... »*

Pouvoir considérer ce que l'on a, plutôt que ce que l'on perd. Oui, déjà 14 ans, pendant lesquels nous avons tissé une bien belle trame. Oser dire que c'est déjà beaucoup d'avoir eu ce que j'ai eu[48].

◊ Replacer sa souffrance à la dimension du monde.

Krisha Gotami est une jeune femme qui eut la chance de vivre au temps de Bouddha. Quand son premier enfant eut environ un an, il tomba malade et mourut. Écrasée de chagrin, serrant le petit corps contre elle, Krisha Gotami se mit à errer dans les rues, implorant ceux qu'elle rencontrait de lui donner un remède qui rendrait la vie à son enfant. Certains l'ignorèrent, d'autres se moquèrent d'elle, d'autres encore la crurent folle, mais finalement, sur le chemin, un homme sage lui dit que la seule personne au monde pouvant accomplir le miracle était le Bouddha.

Elle alla donc voir le Bouddha, déposa le corps de son enfant à ses pieds et lui raconta son histoire. Le Bouddha l'écouta avec une infinie compassion puis lui dit doucement : « Il n'y a qu'un remède au mal qui t'assaille. Descends à la ville et rapporte-moi une graine de moutarde provenant d'une maison où il n'y a jamais eu de mort. »

Transportée de joie, Krisha Gotami se mit immédiatement en route pour la ville. S'arrêtant à la première maison qu'elle vit sur son chemin, elle dit : « le Bouddha m'a demandé de lui rapporter une graine de moutarde provenant d'une maison où il n'y a jamais eu de mort ».

---

48. Dominique Davous, *À l'aube du huitième jour... Capucine*, éditions L'Harmattan, 1997, p. 68.

– « Beaucoup de gens sont morts dans cette maison » lui fut-il répondu.
Elle se rendit à la maison suivante : « Notre famille a connu des morts innombrables » lui dit-on. De même à la troisième et à la quatrième maisons. Finalement, ayant fait le tour de la ville, elle réalisa que la requête du Bouddha ne pouvait être satisfaite.

Elle emporta le corps de son enfant au cimetière et lui adressa un dernier adieu, puis elle s'en retourna auprès du Bouddha. Celui-ci lui demanda : « As-tu apporté la graine de moutarde ? »
– « Non, dit-elle. Je commence à comprendre ce que vous avez voulu me montrer. Le chagrin m'a aveuglée et j'ai cru que j'étais la seule à avoir éprouvé les souffrances de la mort. »[49]

◊ Réaliser l'événement.

Il faut du temps aux enfants pour grandir, aux fleurs pour s'épanouir et à nos pensées pour s'approcher de la réalité.
Marie S. [50]

Troisième mouvement : la pensée qui ne se saborde pas face à de l'inintelligible devient capable d'entamer une recherche de sens.

Oser traverser l'épreuve ; oser entamer une recherche de sens. Quête de sens autant de la signification dans l'histoire individuelle que d'orientation à prendre.

---

49. Cité dans *Le Livre tibétain de la vie et de la mort*, Sogyal Rimpoché, éditions de la Table ronde, 1993, p. 54-55.
50. Marie S., *Le Pont de corail*, éditions La Méridienne, 1987, réed. 1993.

Témoigner favorise la résonance et ouvre à ceux qui entendent ce témoignage de nouvelles options de vie ou stratégies de résolution du deuil. En témoignant, on jette un pont vers les autres.

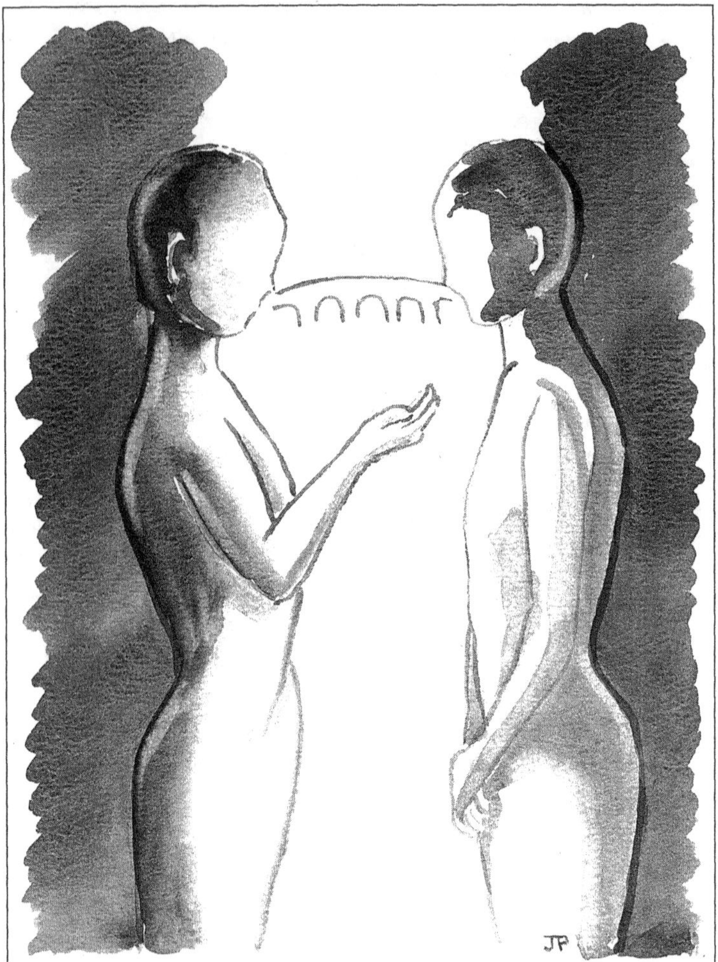

En témoignant, on jette un pont vers les autres

Témoigner sert de médiation à la personne pour se rencontrer elle-même, se mettre à l'écoute de ses transformations et entamer une recherche de sens.

Le témoignage participe du sens dont il est en quête. Comme l'expérience dont il est issu, il est en attente de sens, mais il l'est encore davantage : il est gros de sens ; en quelque sorte un témoignage « fait des petits » : il fait naître en chacun, chacune la question : « Qu'est-ce que je vais en faire ? » [51]

Celui qui ainsi interroge son histoire doit rechercher une autre méthode d'approche : ne plus se placer en face comme pour un combat, une lutte, mais à côté de son histoire, d'un autre côté, changer de rive.

Si quelqu'un te gifle sur la joue droite, alors tends-lui l'autre.
Évangile de Mathieu (Mt, 5,39)

Ce verset de l'Évangile commenté par Marie Balmary [52] ouvre une nouvelle perspective. Il ne s'agit pas d'être passif, de se laisser faire. Il s'agit au contraire de faire quelque chose activement. Il s'agit non pas de tendre la joue gauche après avoir été frappé sur la droite, mais de se placer d'un autre côté, de tendre une autre joue que celle sur laquelle on vient d'être frappé.
Une autre approche, une autre rive, c'est le sens de cette autre joue. Sors de la répétition, éveille-toi ! Relève le défi du mal ! Lève-toi !

S'éveiller à une autre dimension de la vie, se lever, permet de récupérer de l'énergie, de reprendre de la puissance, de redevenir acteur de sa vie.

---

51. Lytta Basset, opus cité en p. 132.
52. Sous l'inspiration directe de Marie Balmary, *Le Sacrifice interdit*, Grasset, 1986, p. 188.

Ainsi le langage est venu au secours de la pensée ; l'expérience du témoignage, de la solidarité partagée a permis l'émergence d'un nouvel être. Le deuil est devenu facteur de maturation, d'enrichissement. Les larmes qui, si longtemps, ont coulé sauvagement, reviendront encore, parfois, longtemps encore, mais la fin de la souffrance du deuil est proche. Le processus est entamé et se continuera.

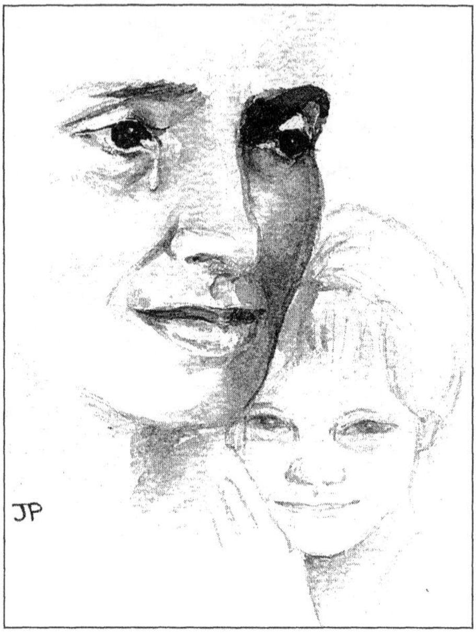

Le processus est entamé et se continuera

L'être aimé, à jamais perdu pour le regard, pour les gestes de tendresse, a pris une nouvelle place, intériorisée. La personne en deuil fait la découverte d'une présence qu'elle ne connaît pas, mais qu'elle reconnaît toujours. Le manque persistera, mais la peine s'adoucira. Un jour où les larmes couleront encore, la personne en deuil éprouvera qu'elles sont devenues des larmes douces. Peu à peu s'installe la douce peine [53].

53. Expression empruntée à Gilles Deslauriers.

Conclusion

Vous êtes maintenant en possession de repères auxquels vous pouvez vous arrimer solidement.
Se lancer dans l'animation d'un groupe d'entraide est une aventure toujours renouvelée.
Faites confiance à vos ressources et à celles du groupe !
La supervision vous aidera à garder le cap.

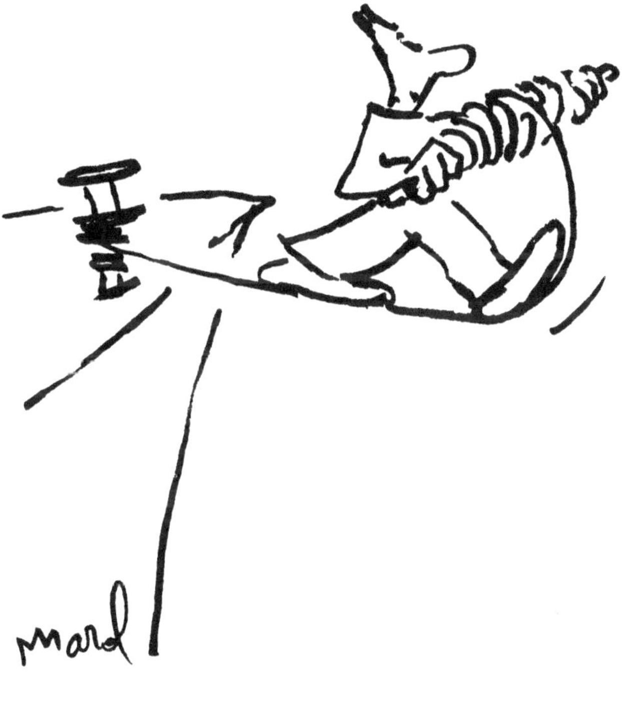

Annexes

Annexe 1
FICHE D'INSCRIPTION À UN GROUPE D'ENTRAIDE *APPRIVOISER L'ABSENCE*

À envoyer à
(nom, adresse de l'animateur du groupe à qui le courrier est envoyé)

Nom :

Prénom :

Adresse :

Téléphone :

Prénom de votre enfant (de vos enfants) décédé(s) :

Date de naissance :

Date de décès :

Cause du décès :

Prénom et âge de vos autres enfants (le cas échéant) :

Comment avez-vous eu connaissance de l'existence des groupes d'entraide *Apprivoiser l'Absence* ?

Annexe 2
ÉVALUATION DE VOTRE GROUPE D'ENTRAIDE *APPRIVOISER L'ABSENCE*

Merci de prendre le temps de répòndre à ces questions
et d'envoyer ce document à
(nom, adresse de l'animateur du groupe... avant le...)
cela facilitera notre bilan commun et aidera les animateurs à mieux s'ajuster aux attentes des parents qui viendront après vous.

A - Contenu des rencontres

1 - Les thèmes

Comment appréciez vous le fait qu'un thème vous soit proposé ?

Quels sont les thèmes qui vous ont paru essentiels ?

Quels autres sujets auriez-vous eu envie d'aborder ?

2 - Comment avez-vous apprécié l'échange de textes, poèmes, chansons, musique... ?

3 - Comment appréciez-vous l'existence d'une synthèse ? Pouvez-vous préciser ce qu'elle vous a apporté ?

B - Rythme et conduite des animations

1 - La fréquence des rencontres vous a-t-elle paru adaptée ?

2 - Comment appréciez-vous le déroulement d'une rencontre : tour de table sur le vécu entre les réunions, thème, tour de table pour un court bilan-évaluation ?

3 - Lors de la rencontre où vous avez fait le récit du décès de votre enfant (de vos enfants), avez-vous eu le sentiment d'avoir eu assez de temps pour le faire ?

4 - D'une manière générale, estimez-vous avoir eu assez de temps pour vivre et partager vos sentiments, vos émotions, comme vous le souhaitiez ?
Si ce n'est pas le cas, à votre avis, pourquoi ?

5 - Le groupe était co-animé par deux personnes de fonction différente. Pensez-vous que cela vous a aidé ? En quoi ?

C - Votre vécu

1 - Qu'est-ce qui vous a apporté le plus d'aide dans le groupe ?

2 - Qu'est-ce qui vous a manqué ?

3 - Qu'est-ce que vous n'avez pas aimé ?

4 - Quelles attentes n'ont pas été remplies ? Dans ce cas, à votre avis, pourquoi ?

5 - Pouvez-vous identifier quelques changements intervenus en vous depuis le début du groupe ?

D - L'entretien préalable

La présentation du groupe qui a été faite par les animateurs lors de l'entretien préalable a-t-elle correspondu à ce que vous avez trouvé dans le groupe ?

E - Suggestions

Quelles suggestions auriez-vous envie de faire ?

Annexe 3
THÈMES POUR L'ANIMATION DES GROUPES D'ENTRAIDE

• Quelques questions

Nous avons remarqué que si nous voulons favoriser la concentration sur le thème et donc éviter la dispersion ou les digressions, il est préférable de ne pas proposer plus de deux questions par rencontre pour un thème donné. Nous proposons quelques formulations à choisir. Il est parfaitement possible d'en imaginer d'autres ! Joindre un texte au thème permet de guider et d'approfondir la réflexion (quelques textes sont proposés, voir pages 155 à 171).

◊ Les thèmes incontournables qui surgissent d'eux-mêmes dans les groupes ou qui nécessitent d'être abordés

Les relations avec les autres

- Je peux parfois avoir le sentiment que le regard que les autres portent sur moi a changé. En quoi ?
- Qu'est-ce qui m'est difficile dans ma relation avec les autres aujourd'hui ?
- Comment le deuil m'a conduit à réaménager mes relations avec les autres ?
- Quelles sont les personnes qui m'ont apporté ou m'apportent de l'aide ?
- Est-ce que j'exprime mon besoin d'aide à mes proches et à mon entourage ? Comment ?
- Je me sens fragile, vulnérable à certains moments et fort à d'autres. Je ne me sens pas comme les autres et en même temps j'ai besoin d'entendre que je suis comme les autres. Comment réagissez-vous à ces deux affirmations ?
- Essayez dans les jours qui viennent d'être attentifs à votre entourage. Que repérez-vous de positif, de négatif ? Avec qui ? Pourquoi ?

À l'occasion de ce thème sont en général abordées les relations avec les autres enfants et les relations en couple.

Il peut être souhaitable de proposer de traiter ces sujets lors d'une réunion spécifique. Toutefois, la composition de certains groupes rend délicate la proposition de ces thèmes. Il est essentiel de demander aux participants s'il sont d'accord pour les mettre à l'ordre du jour et, si oui, de veiller à donner un temps de parole aux parents qui n'ont pas d'autres enfants et aux parents qui ne vivent pas en couple.

La colère

- Quand je pense à la mort de mon enfant, est-ce que je ressens de la colère ? Contre qui (les autres, moi, lui) ? Si oui, comment j'exprime cette colère et à qui ? Si je ne l'exprime pas, qu'est-ce que je fais de ma colère ?
- De quelle façon particulière la colère se manifeste-t-elle pour chacun de nous ? Laissez-vous aller à vivre cette colère, à la laisser venir, à la chercher, à l'identifier, à l'interroger. Contre qui, contre quoi avez-vous de la colère ? Pourquoi ?

La culpabilité

- Quand je pense à la mort de mon enfant aujourd'hui, est-ce que je me sens coupable ? De quoi ? Certaines paroles, certains gestes, certaines scènes me reviennent-ils sans cesse sous forme d'un reproche ?
- Est-ce que j'exprime cette culpabilité ? Comment ?

La tristesse

- Depuis la mort de mon enfant, la tristesse m'envahit, me submerge parfois. Comment j'exprime cette tristesse, à qui ? Si je ne l'exprime pas, qu'est-ce que j'en fais ?

Le désir de parler de son enfant

- Nous vous proposons de tenter d'explorer ce qui dans votre relation à votre enfant est essentiel à préserver. Pour garder mémoire, quels sont les moyens que chacun peut se donner ?
- Que désirez-vous, que pouvez-vous évoquer (moments de vie, de relation, de vécu communs) pour donner à votre enfant sa juste place en vous et dans votre famille ?

- Nous vous proposons d'approfondir la relation à votre enfant. L'évocation du souvenir, des moments heureux ou conflictuels, des traits de caractère, de tout ce qui constitue les liens que vous avez tissés avec votre enfant a laissé une marque indélébile. Ce chemin d'intériorisation vous permet-il maintenant d'entrevoir une source d'énergie nouvelle ?

Il est possible de centrer le thème sur les bons souvenirs de son enfant. Vous avez souhaité reparler de votre enfant. Il vous semble que cela devient de plus en plus difficile avec votre entourage. Pour notre prochaine rencontre, nous vous proposons de venir avec un souvenir heureux de votre enfant à faire partager au groupe. Si vous le souhaitez, vous pouvez apporter quelques photos de lui ou d'elle.

Les changements et transformations qui s'opèrent en soi

- Qu'est-ce qui m'aide à vivre le phénomène d'oscillation quasi permanent entre le bien-être relatif et le mal-être profond ?
- Qu'est-ce qui me retient vers le passé ? Qu'est-ce qui m'entraîne vers l'avenir ? Pourquoi ? Comment ?
- Le sentiment d'impuissance : comment se manifeste-t-il ? Avec quel impact sur nous ?
- Vous avez exprimé les bouleversements survenus à tous les niveaux de votre vie personnelle, familiale et professionnelle, quel regard portez-vous sur votre transformation intérieure et votre façon différente de concevoir le monde ?

Prendre soin de soi au cours du deuil

- Quand les périodes de déprime arrivent, qu'est-ce que je mets en place pour « m'en sortir » ? Qu'est-ce qui me fait du bien ? Puis-je agir préventivement ? Comment ?
- Est-ce que j'arrive à prendre soin de moi en ce moment ? Si non, pourquoi ? Si oui, comment ?
- Quels sont les moyens que j'utilise aujourd'hui pour prendre soin de moi ? Quels sont ceux que j'aimerais utiliser sans m'en sentir encore capable ? Qu'est-ce qui m'en empêche ?

- Nos violentes émotions peuvent-elles bénéficier d'un répit que nous nous accordons ? Dans l'état de souffrance où nous sommes, qu'est-ce qui est bon pour nous ?
- Chacun a sans doute sa manière de prendre soin de lui : santé du corps, celle de l'esprit et de son libre fonctionnement, besoin d'ordre spirituel, relation avec les autres. Si nous n'y parvenons pas, savons-nous pourquoi ?

◊ **Les autres thèmes (selon les groupes)**

Les affaires de l'enfant, sa chambre

- Qu'est-ce que je fais des affaires de mon enfant, de sa chambre, des souvenirs auxquels je tiens ? Qu'est-ce qui m'est difficile par rapport à cette question ?

La période des Fêtes (Noël, nouvel an, dates anniversaires, etc.)

- La « période des Fêtes » approche et vous la voyez venir avec appréhension. Pour beaucoup d'entre vous (ou pour tous et toutes), l'absence se fera plus cruelle encore (pour certains, ce sera le premier Noël sans votre enfant). Comment envisagez-vous ces fêtes ? Quelles décisions pourriez-vous prendre pour vous aider à vivre cette période selon votre désir ?

Le temps des vacances

- Nous vous proposons d'échanger sur le temps des vacances : rencontres personnelles, lieux connus ou nouveaux, moments de solitude ou d'échanges, rythme inhabituel… avec tout ce que cela comporte d'émotions, d'apaisement et de souffrance.

Être au clair avec soi-même, régler les affaires non finies

- Ai-je une démarche à faire pour être au clair avec moi-même, pour « avancer » dans mon deuil ? Si oui, qu'est-ce que je suis prêt à faire ? Et si je n'envisage pas de le faire, pourquoi ?
- Ai-je des tâches à accomplir pour être au clair avec moi-même, pour « avancer » dans mon deuil ? Est-ce que je peux m'accepter comme incapable encore aujourd'hui d'accomplir ces tâches ?

- Qui pourrait m'aider, tout en respectant mes possibilités et mon rythme ?

Possibilité de proposer une réunion dans laquelle les papas et les mamans sont séparés pour le temps de la réflexion et se retrouvent pour un temps de partage en deuxième partie de réunion (éventualité aussi d'une réunion complète papas seuls ou mamans seules).
Dans notre expérience ces réunions ont été très riches et ont permis à chacun des membres du couple de s'exprimer de façon plus libre. La mise en commun a également été très riche.

◊ À mi-parcours, faire un bilan

- À mi-parcours, nous vous proposons de jeter un regard sur la façon dont vous vous sentez dans le groupe, dont vous le vivez, dont vous auriez envie de le vivre. Quelles propositions feriez-vous pour la continuation du groupe ?

◊ En fin de groupe

Les projets, l'avenir

- Puis-je faire des projets pour pouvoir vivre demain sans perdre ce que la mort de mon enfant m'a fait découvrir et sans perdre l'amour qui nous relie ? Lesquels ? Sinon, qu'est-ce qui me permet de continuer à vivre ?

Parmi les projets, le désir d'un autre enfant occupe une place privilégiée. Ce sujet est d'ailleurs souvent abordé à différents moments du groupe, et tout particulièrement si une maman attend un enfant.

Dernière rencontre : héritage et évaluation

- Pour notre dernière rencontre nous vous proposons de rapporter un texte, un objet, une photo qui symbolise le chemin fait au sein du groupe. Qu'y avez-vous trouvé ? Qu'est-ce qui vous a manqué ?

THÈMES POUR L'ANIMATION DES GROUPES D'ENTRAIDE

• Quelques textes

MES RELATIONS AVEC LES AUTRES

J'AI LA PEAU SENSIBLE

Avec le mal de l'absence,
J'ai eu peur de ne plus pouvoir aimer,
de ne plus me livrer,
de ne plus faire confiance.

Je promène encore ma cicatrice avec délicatesse,
Je crains de la heurter quelque part,
La peau qui recouvre la plaie est encore mince.

Je suis méfiant.
Je veux qu'on vienne me consoler,
Mais je ne veux pas qu'on m'approche.

Je veux qu'on me comprenne,
Mais je ne veux pas me révéler.
Je ne fais pas trop confiance.

Je veux m'avancer,
Mais j'ai peur qu'on me rejette
Si je ne fais pas les premiers pas.

Amis, comprenez-moi !

Jean Monbourquette, *Aimer, perdre, grandir,*
Bayard Éditions/Centurion, 4e édition 1995

MES RELATIONS AVEC LES AUTRES

DE L'ISOLEMENT À LA SOLITUDE

L'isolement, c'est...
La peur des autres, l'ennui éprouvé parce qu'on est seul avec soi-même.
Une protection contre toute intrusion de l'extérieur.
Le désarroi et la confusion de son monde intérieur.
Les ruminations et le verbiage intérieurs.
L'angoisse devant sa fragilité et la peur d'être de nouveau rejeté.
Se fermer aux autres par crainte d'être agressé.
Des moments d'agitation intérieure.

La solitude, c'est...
Le retrait sur soi, pour être plus présent avec soi-même.
Le besoin de se recueillir pour se faire de la place.
Rechercher la paix entre ses différents « moi ».
Le silence intérieur fait de Présence.
Accepter sa vulnérabilité et reconnaître que l'on peut dépendre des autres.
L'intimité avec soi-même qui permet de s'ouvrir aux autres.
L'harmonie des diverses parties de soi.

Jean Monbourquette, *Aimer, perdre, grandir,*
Bayard Éditions/Centurion, 4e édition 1995

LA COLÈRE

On avait jusque-là plus ou moins cru à une justice, à une sagesse inhérente à « l'ordre des choses »... et soudain son enfant se noie, son épouse meurt en couches ou son compagnon se tue.
Là tout vole en éclats.
Le fragile édifice de ses croyances et de ses convictions se trouve violemment ébranlé et on en vient à se demander si on ne s'est pas trompé ou si on n'a pas été trompé.
On est en colère contre Dieu, en colère contre la destinée.
La révolte est soit brutale et explosive, soit insidieuse et rampante, quand, au fil des mois, tout ce à quoi on avait cru s'effrite.
L'épreuve est difficile... car c'est un système essentiel de repères et références qui est là mis en cause...
Il est certain qu'on ne peut s'empêcher de ressentir ce qu'on ressent !
Pour l'instant la colère est présente et il faut en tenir compte.
Si le chemin de son deuil passe par elle, c'est qu'elle a manifestement sa raison d'être.

Christophe Fauré, *Vivre le deuil au jour le jour*,
éditions Albin Michel, 1995

LA CULPABILITÉ

La personne endeuillée est alors portée à se faire des reproches du genre : « Pourquoi ne lui as-tu pas parlé avant qu'il ne parte ?... Tu aurais dû lui dire plus souvent que tu l'aimais... Pourquoi ne t'es-tu pas réconcilié avant qu'il ne meure ?... Tu aurais dû en prendre soin davantage... Tu as été stupide, regarde comment tu as agi... »
Souvent, la personne endeuillée a tendance à se comparer aux autres : « Regarde comme elle est courageuse, elle ne fait pas d'histoires, elle... Si tu avais été prévoyante, comme ton mari te l'avait dit, ça ne serait pas arrivé... etc. »
Ce genre de dialogue intérieur est très épuisant. Il ronge les forces et fait qu'à la fin on s'accuse de s'accuser. Il crée même de petits états dépressifs.
Il arrive souvent que la culpabilité obsessionnelle provienne de ce que l'on n'a pas dit tout ce que l'on avait sur le cœur à la personne disparue. Le non-dit se retourne contre soi et se fait accablant. À d'autres moments, on est tellement épuisé, à cause des soins à la suite d'une longue maladie, que l'on ne peut supporter la charge émotive du deuil. Des frissons nerveux parcourent le corps, comme des mouvements d'anxiété.
La culpabilité existentielle est, au contraire, l'acceptation du fait d'être des humains limités, avec des faiblesses, des défauts et la capacité de faire des erreurs.
Le grand remède à la culpabilité obsessionnelle, c'est de se reconnaître démuni, impuissant, faible devant les malheurs qui dépassent les forces humaines. En un mot, c'est « accepter les limites humaines ».

Jean Monbourquette, *Groupe d'entraide pour personnes en deuil. Comment l'organiser et le diriger*, éditions Novalis, 1993

TRISTESSE ET DÉPRESSION

Tristesse, n'est pas dépression. La dépression marque un échec du deuil. La tristesse en est une étape. Elle signe l'accomplissement du deuil. Elle permet à la fois de progresser vers l'acceptation de la réalité et de se retrouver, de se reconstruire dans son identité propre. L'énergie est tournée vers l'intériorité. Soyez égoïste, ou plutôt égotiste quand vous êtes triste. Préoccupez-vous de vous, de vos besoins. Laissez les autres s'amuser, ne cherchez pas à les suivre, ce n'est pas le moment pour vous. Il y a une étape de repos nécessaire à la reconstruction. Une période de tristesse est un moment de désinvestissement de l'extérieur et d'investissement de soi.

« Je ne peux pas pleurer toute la journée sur mon nombril ! » Il ne s'agit pas de pleurer sur son nombril, mais dans son nombril. Sangloter vraiment dans son ventre, pour se libérer da la souffrance, pour traverser l'épreuve. Trouvez quelqu'un, un ami, pour pleurer dans ses bras. Vous ne serez plus seul, mais entendu dans votre souffrance, vous vous sentirez reconnu et accepté, ce qui aide à ne pas se dévaloriser ou à retourner contre soi ses émotions. Vous sortirez de l'expérience fatigué, et consolé, plutôt que « vidé » (à condition bien sûr de faire vraiment confiance à l'autre et de vous permettre de recevoir ce qu'il vous donne). Et puis, vous pourrez vous autoriser à entrer plus profondément dans l'émotion. Il vous protégera, fournira un cadre dans lequel vous pouvez vous abandonner.

La dépression, rumination morose, se laisse difficilement distraire. On a tendance à choisir des activités qui restent dans une tonalité affective terne. La tristesse, même profonde, accepte d'être éclairée un instant par le rayon lumineux d'un rire.

Isabelle Filliozat, *L'Intelligence du cœur*,
éditions Jean-Claude Lattès, 1997

LA TRISTESSE – LES LARMES

Dans les tribus indiennes, on dit qu'il ne faut pas laisser le mal se blottir. Il faut le faire jaillir du corps, gicler hors de la peau comme les pépins de baies sauvages. Il ne faut pas lui donner prise. Car le malheur est habile. Il plonge dans les parties vitales de l'organisme, s'insinue dans les recoins les plus inaccessibles, se love dans les viscères et jusque dans la bile. Et il les anémie. Ensuite, il leur ôte le goût de vivre. Alors le cœur se ternit, les yeux s'engorgent. Et comme le dos se courbe, le teint se flétrit. Non, le chagrin, cela se chasse, comme les pépins de raisin. Pour l'extirper, il ne sert à rien de gratter la chair et le sang. Il lui a dit – et elle le croit, car c'est un grand sorcier –, il lui a dit que l'eau salée est le meilleur des remèdes. Les Indiens enduisaient leurs malheureux de cataplasmes marins. C'est parce que, le mal, il fond dans l'eau salée. C'est parce que l'eau de mer agit sur la peau comme par osmose. Elle aspire les larmes à la surface. Pendant des jours et des jours, il faut s'humecter sans cesse. Alors le malheur se dissout dans les larmes, se délite à petites gouttes pour sourdre hors du corps par les yeux. Pour guérir de la mort, il faut pleurer.

Myriam Cohen-Welgryn, *La Petite dernière*,
éditions Arléa, 1999

PRENDRE SOIN DE SOI DURANT LE DEUIL

Lors du deuil d'une personne chère, nous n'avons plus d'énergie, nous sommes physiquement épuisés, moralement désorientés, psychologiquement détruits ; souvent nous nous sentons incapables d'accomplir les tâches quotidiennes ; et pourtant il faut continuer, pour ceux qui nous entourent, et pour nous-mêmes alors que nous n'en voyons plus le sens. Il est difficile de comprendre, dans un premier temps, que la personne en deuil doit prendre soin d'elle même et les conseils de l'entourage vont souvent à contre courant de ce qu'elle souhaiterait, insistant sur l'espoir, le futur et la nécessité de « réagir » au chagrin. Voici donc une « trousse d'urgence », pour reprendre l'expression de Jean Monbourquette, de dix propositions qui recouvrent les aspects essentiels pour « prendre soin de soi » dans cette période tumultueuse. Il est bien évident que chaque personne en deuil est unique, que chaque deuil est lui aussi unique : ces propositions sont donc des orientations à utiliser selon les variations des instants.

1) Se soustraire si nécessaire à la pression sociale : chacun va essayer de vous donner des conseils, la famille, les amis : fuir dans le travail / ne pas retravailler trop vite ; pleurer / éviter les émotions ; voir un psy / surtout ne pas en voir un ; prendre des médicaments / ne pas en prendre ; garder les affaires du défunt / ne pas les garder... Il est difficile de faire face à cette pression mais certainement le plus aidant pour vous est de vous dire que vous êtes vous, avec vos goûts, vos choix, vos croyances ; sauf si vous êtes dans une situation de détresse telle que vous ne pouvez plus faire vous-même vos propres choix, recentrez vous sur vous-même et décidez ce que vous, vous avez envie de faire, parce que c'est cela qui aura le plus de sens pour vous.

2) Économiser votre énergie physique : le deuil demande de l'énergie psychique pour faire tous les réaménagements nécessaires ; l'énergie physique en souffre pendant un certain temps ; chaque jour, vous pouvez vous limiter à faire ce que vous pouvez dans les tâches indispensables ; ce minimum est déjà souvent un exploit.

3) Économiser votre énergie psychique : tout ce à quoi vous avez cru jusqu'à présent est remis en cause, c'est une dépense d'énergie psychique fondamentale que vous vivez en ce moment intensément ; vous êtes centré sur ce travail, aussi essayez d'éviter les autres conflits, ce n'est pas le moment de les régler.

4) Rechercher des personnes et des activités « aidantes » : essayez de vous trouver en compagnie de personnes avec lesquelles vous pouvez exprimer ce que vous ressentez, ou auprès desquelles vous vous sentez bien ; ce n'est pas le moment de faire des efforts pour des obligations sociales si vous n'en voyez pas l'utilité. Si votre entourage n'est pas assez aidant, mettez votre énergie pour rechercher des associations, des groupes d'entraide, des conférences ; il y a aussi les activités qui vous font du bien, celles que vous aimiez « avant », d'autres se découvrent, s'ajoutent, comme la lecture de livres sur le deuil ; loin d'être une activité morbide comme certains ne manqueront pas de vous le dire, c'est une manière de confronter son vécu, de réfléchir, et donc d'avancer dans le deuil.

5) Faire attention à votre état de santé, plus particulièrement durant les deux premières années du deuil : il est reconnu maintenant que le choc du deuil entraîne une baisse des défenses immunitaires pendant une période de plusieurs mois. L'expérience montre que des maladies latentes peuvent survenir dans la période du deuil dont la durée est souvent sous-estimée ; n'hésitez pas à voir votre médecin et surveillez-vous attentivement.

6) Avoir une bonne estime de soi : c'est une proposition qui va vous paraître absurde dans le moment que vous vivez : lors de la mort d'un être cher, en effet, nous nous sentons toujours coupable, il y a toujours une chose que nous n'avons pas dite ou faite ; mais il faut aussi recentrer les choses avec une justesse plus objective et se souvenir de tout ce qui a été dit et fait, le rôle que vous avez joué dans la vie de cette personne qui vous aimait. Il y a encore à prendre en compte que vous faites face avec courage à l'épreuve, chaque jour, vous vous confrontez à la souffrance indicible, c'est un point à mettre à votre acquis. Avoir une bonne estime de soi aide à aller mieux.

7) *Les jours plus difficiles, je branche mon répondeur* ; il n'est pas possible, et pas souhaitable, de se couper de tout, mais je me souviens d'une phrase du docteur Simonton, aux USA, qui dit à ses malades : *Le jour de la chimio, ce n'est pas la peine d'aller aussi chez le dentiste* ; j'ai souvent essayé d'adapter cette phrase dans mon vécu de deuil : il y a des jours où trop c'est trop ; alors ce n'est pas la peine d'en rajouter, sachez volontairement vous retirer du monde pour un moment limité dans le temps ; cela vous permettra de retrouver le souffle pour faire face à nouveau.

8) Se nourrir spirituellement dès que cela est possible : vous venez de perdre une personne très chère et, pendant un temps, vous ne serez plus intéressé par l'extérieur ; mais dès que cela vous sera possible, vous pouvez vous « nourrir » par des choses qui peuvent vous faire plaisir : pour l'un, ce sera des promenades, pour l'autre un concert ; vous ne faites plus cette activité seulement comme un loisir de détente, mais comme quelque chose de réconfortant qui vous structure dans votre nouvelle personnalité.

9) Remettre les problèmes à leur juste place : vous êtes assailli par les problèmes qui deviennent des montagnes ; au travail, en famille, tout est compliqué ; peut-être, mais certains problèmes sont à minimiser : vous avez des conflits avec les autres, c'est douloureux mais cela n'a pas l'ampleur de ce que vous venez de perdre, alors patience ; on vous pressure au travail, OK vous n'avez pas besoin de cela, mais ce n'est qu'une case de votre vie. Essayez d'aplanir les montagnes en collines ; je sais, cela paraît aberrant à dire, mais essayez quand même.

10) Prendre les petits bonheurs que la vie et la famille donnent : dans ce cauchemar de la souffrance du deuil, il y a des choses qui vous font du bien : parler avec un de vos enfants, avec votre conjoint, un ami ; accrochez-vous à ces instants privilégiés qui vous redonnent la saveur de la vie.

Ainsi les jours vont faire les semaines ; les semaines, les mois ; les mois, une année ; une année, deux années ; et à chaque fois, vous aurez des forces supplémentaires pour faire face à la nouvelle étape du deuil que vous traversez. Chaque fois que c'est trop difficile, faites vôtre la maxime de Scarlett dans *Autant en emporte le vent* : *Demain est un autre jour*. Il faut du temps pour devenir cette nouvelle personne qui pourra vivre l'absence extérieure de l'être disparu mais aussi sa présence intérieure.

Nadine Beauthéac,
animatrice de groupes d'entraide Naître et Vivre

LA PLACE DE MON ENFANT AUJOURD'HUI DANS MA VIE

Un jour, longtemps après, quelque chose se passe.
Les détails de l'enfant se sont estompés, mais cela n'a plus d'importance.
C'est comme si l'enfant, une fois de plus, avait été détaché de soi, nouveau cordon coupé.
L'enfant est restitué dans sa vérité, il est celui qui est passé, a donné du bonheur, est reparti, trace lumineuse, bonheur secret.
Il n'est plus synonyme de chagrin, mais de vie indestructible.
Il en reste la trame, la substance, une musique le symbolise, un rayon de soleil le contient.
Il ne peut plus être oublié.
Et quand son prénom revient à la surface, appelé par un souvenir, un moment heureux, on sourit intérieurement.
« Mathilde, je t'aime. »

Maryvonne R., dans Annick Ernoult-Delcourt,
Apprivoiser l'Absence. Adieu mon enfant,
Fayard, collection Les Enfants du fleuve, 1992, Paris, p. 186.

LES PROJETS – L'AVENIR

LA PLACE D'UN AUTRE ENFANT

Oui, peut-être un jour, qui sait, un autre viendra-t-il agrandir notre famille aujourd'hui endeuillée de toi. Mais cet autre-là, s'il venait à être désiré, n'effacerait jamais ton absence ni le manque de toi. Car il ne pourrait pas se « substituer » à toi. Il serait pleinement lui et à ce titre, il occuperait sa place, non pas la tienne. Il serait mon quatrième enfant, non pas le troisième que tu es toi, quoi qu'il arrive dans l'avenir. Il porterait son nom, non pas le tien. À la minute où je t'ai vu, petit Jacques, tu le sais, ton prénom déjà tant prononcé s'était inscrit en moi de manière indélébile comme pour ancrer, précisément, définitivement, ta place au sein de notre famille. Ce bébé qui peut-être viendra nous rejoindre ne supporterait pas le poids si lourd de n'être que ton « remplaçant », celui qui viendrait brouiller ta trace par un subtil et magique échange ; celui qui n'existerait qu'avec la proposition étriquée et étouffante de suppléer à l'autre disparu et de devoir réparer sans cesse notre impossible deuil* à ton papa et à moi. Non, petit Jacques, nous pouvons bien effectivement penser qu'un jour tu auras, ainsi qu'Étienne et Philippe, un petit frère ou une petite sœur sur cette terre, mais nous ne pouvons nullement imaginer qu'il y ait dans un tel dessein « permutation » de deux vies, chacune si singulière. Ta place jamais ne viendra se confondre avec une autre, elle ne te sera pas volée. Ainsi le bébé tout neuf qui voudrait venir après toi pourra naître libre et toi, mon petit Jacques, tu auras préparé la place à celui qui suit. Non, nous ne pourrons jamais en « refaire » un autre, nous voudrons peut-être simplement en « faire » un autre ! Quoi qu'il en soit, toi, petit Jacques, tu ne seras plus et ta place sera vide à jamais ! Mais qui pouvait réellement comprendre cela ?

Chantal Haussaire-Niquet, *L'Enfant interrompu*,
éditions Flammarion, 1998

* *Le diagnostic anténatal permet aux futurs parents d'en apprendre beaucoup sur leur enfant avant qu'il ne naisse.*

Mais que faire quand on découvre brutalement chez son bébé de graves anomalies incompatibles avec la vie ? Chantal Haussaire-Niquet a connu cette expérience et raconte ce qu'aucune mère n'avait encore osé écrire, son itinéraire depuis l'annonce du drame jusqu'à l'interruption médicale de grossesse et son retour à la maison.

LES DATES ANNIVERSAIRES

Quelle difficulté que cette notion de dates anniversaires quand on parle du deuil. Ce mot, anniversaire, a dans notre esprit un écho de fête, de joie, un petit côté « joyeux anniversaire », qui fait que l'on ne sait plus à quelle date se vouer.

L'étymologie du mot anniversaire est : « qui revient chaque année ». Voilà qui est déjà plus clair. Et l'on comprend alors que ce mot peut s'associer à toute sorte d'évènement qui a tendance à se perpétuer chaque année.

Qu'en est-il donc de cet anniversaire tant redouté par les parents, de cette fameuse dépression attendue à son décours, qui fait que certains accompagnateurs des personnes endeuillées n'hésitent pas à proposer leur écoute spécialement à cette occasion ?

Chronologiquement, la première date anniversaire, celle qui annonce toutes les autres, est celle de la naissance de l'enfant. Entre le moment où le drame survient et cette date, le temps est sans repère, ou si peu. L'esprit humain a cette particularité de se situer dans le temps en comparant ce qu'il faisait les années précédentes aux mêmes dates repères (vacances, fêtes...). Il n'y a pas beaucoup de repères de vie avec l'enfant lorsqu'il est en gestation. Même si l'histoire de l'enfant se construit avant sa naissance, celle du drame semble commencer à la naissance.

Premier pincement au cœur, où je ne peux m'empêcher de me dire qu'il aurait un an aujourd'hui, que ce bonheur est à jamais perdu. Mais je me plais à me remémorer, au fil des jours, la joie de l'arrivée de ce petit être tant chéri, nos projets, nos attentes, notre futur d'alors. J'aime à me ressourcer dans ces petits instants de bonheur. Ils ont été si rares ces derniers temps qu'on croirait presque que ce n'était qu'un cauchemar.

Au fur et à mesure que l'autre anniversaire s'avance, celui du décès, je sens confusément que je vais revivre le drame, comme une horloge parfaitement réglée égrener ces instants perdus dans l'espace d'une éternité. Le futur va s'arrêter, le présent perdre son sens et sa présence, la douleur être là, immense, immonde, incontournable.

Cette impression d'avancer vers l'échafaud pour y perdre la raison, le cœur et peut-être la vie. Ce grand vide, cette grande inconnue de savoir si je serai capable d'affronter une seconde fois ce traumatisme si violent qu'on se sent se liquéfier sur pieds. J'aimerais tant pouvoir reculer, m'enfuir pour y échapper. Alors la panique peut m'envahir…

Anniversaire ? Le premier anniversaire du décès est certainement le plus douloureux. Le deuil est toujours réactivé. L'inconnu est total, la peur à son paroxysme. Il existe peu de témoignages à ce sujet, pourtant cela pourrait peut-être aider de savoir que l'on en sort souvent presque indemne, vivant toujours.

Viennent ensuite les autres dates, celles que j'appelle les « sociales », qui vous rappellent cruellement votre perte de statut. Car perdre un enfant, c'est aussi perdre un statut de famille nombreuse, ou de famille tout court. On peut redevenir un couple. Il y a celle qui vous rejette dans votre fonction « ratée » : la fête des mères ; celle qui vous enfonce le clou plus profondément dans l'histoire de l'infortuné enfant : Noël, le seul qu'il a eu, ou celui qu'il n'a jamais eu.

Et puis, il y a les anniversaires « commerciaux », vous savez ceux des marchands de couches : *Votre petit Rémi doit commencer à marcher maintenant...*, qui vous ravagent une journée par la colère de cet anniversaire imprévu, indécent, et pour lequel on n'a aucune envie de retourner le courrier avec écrit dessus « décédé », comme on le fait pour les adultes.

Des occasions d'anniversaires, il n'en manque pas, dont la joie n'est pas vraiment l'ingrédient principal... On aimerait par contre des anniversaires d'amitié, de solidarité – c'est tellement réconfortant quand quelqu'un s'inquiète pour vous dans ces moments-là –, avec de gros gâteaux, histoire de troquer une crise de larmes... contre une crise de foie.
Pour mon compagnon de vie, la date anniversaire, c'est celle du décès, rappel annuel traumatisant. Pour moi, c'est celle de la naissance, car je considère qu'un enfant est un cadeau, même si son passage parmi nous est court.

L'anniversaire, avec le temps, c'est celui que l'on se choisit, suivant ce que l'on veut garder de son vécu. Parce que finalement un anniversaire, ça s'apprivoise, pour le faire taire ou le faire vivre.

Charlaine Durand, *La lettre de Naître et Vivre* n° 20,
4e trimestre 1998

LA RONDE DES VERBES

Perdre un enfant, couler, sombrer, toucher le fond, désespérer,
Appeler au secours, tenter d'apprivoiser la mort, l'absence,
Se heurter à la solitude, éprouver la peur, faire peur, souffrir, souffrir...

Désirer rencontrer d'autres parents...

Entrer dans un groupe, appréhender, craindre de craquer...
Oser craquer, pleurer, parler, oser dire, écouter, pleurer encore
Ensemble crier « Pourquoi ? Pourquoi ? », se mettre en colère,
Culpabiliser,
Respecter, ne pas juger, entendre,
Puis faire miroir, oser proposer, chercher un sens, tâtonner,

Écouter l'autre, se savoir compris, se sentir semblables, se sentir différents.

Enfin, lentement, sortir de soi, ouvrir son cœur, se remettre en cause,
Faire face à l'insupportable, s'accepter pauvre, relever la tête,
S'entraider pour avancer, s'écouter, s'entendre au-delà des larmes,
Être en liens dans la souffrance.

Savoir que c'est pour la vie, mais oser entrevoir un espoir,
Oser recommencer à vivre, faire un tout petit pas,
Commencer à apprivoiser l'absence.

Annick Ernoult

FONDER UN NOUVEAU DÉPART

Les parents d'enfants morts le savent bien : devenir l'éducateur d'un enfant disparu sera le travail de toute leur vie. Ils devront lui aménager sa juste place dans la famille, le laisser évoluer en eux, lui qui ne grandit plus mais grandit quand même ; ils devront, comme l'on devient parent d'un tout-petit, puis d'un écolier, puis d'un adolescent, ils devront devenir parent d'un enfant mort. Eux qui avaient peut-être trois, quatre enfants, auront toujours ces enfants-là, le petit, le moyen, le grand, le mort. Les relations parents-enfants continuent avec eux tous. Il y a simplement moins de gens pour vous montrer la voie, et chacun sait qu'il doit tout inventer. Puiser en lui-même, puiser dans le bonheur entrevu ou accompli, les forces et la manière de fonder un nouveau départ avec les enfants qui ne seront plus jamais là.

Geneviève Jurgensen, extrait d'un article paru dans *La Croix*
le 9 septembre 1996

ACCEPTER

Mon enfant chérie,

Accepter... C'est tellement au-dessus des forces humaines. Cela bouleverse si fondamentalement l'intérêt personnel. Cela ébranle tout. Plus rien ne reste debout. Plus rien n'est sûr. Les choses les plus évidentes sont remises en question. Et on tombe dans un grand trou noir qui, au début, n'a pas de fond.

Accepter... C'est lâcher prise. Oser perdre. Abandonner. Devenir petit. Être pauvre. Ne plus calculer. Ne plus faire de projets. Tenter péniblement, d'heure en heure, de rester debout.

Accepter... C'est être détruit. C'est mourir un peu. Cela fait incroyablement mal. C'est devenir malade de détresse. Se terrer. Vivre dans l'angoisse. Crever de misère pure. C'est crier, dans son impuissance totale : « Au secours, ou nous périssons tous ! » C'est revenir au point zéro. Retourner littéralement à rien.

Accepter... Ce n'est pas un événement passif. Ce n'est pas une réalité que l'on subit. C'est un processus actif, conscient, très long et très douloureux. C'est finalement dire quand même oui. Sans réserve.

Et puis... vient enfin, très lente et prudente, très vulnérable et fragile, la délivrance. Alors naît en nous, petit a petit, un peu d'humanité nouvelle. Une humanité pure, débarrassée de tout poids et de toute enveloppe inutiles. Une humanité qu'on ne pourra désormais plus nous enlever, car c'est une première parcelle d'éternité.

Et tout à la fin vient l'étonnement. Quand on apprend à se réjouir de tant de belles et petites choses. Quand on apprend à être reconnaissant envers une poignée de gens qui ne nous ont pas lâchés durant tout ce temps. Quand on apprend à s'émerveiller de ce don exceptionnel que tu as été pour nous tous. Accepter... C'est oser recommencer à vivre.

Ta maman

Lutgard Van Heuckelom, *Lettres à Miriam, Une mère dit adieu à sa fille*, Duculot, Louvain-la-Neuve, 1993

Annexe 4
OUTILS D'ANIMATION

Fiches élaborées par Bernadette Cappe en collaboration avec Marie-José Florent, animatrices de groupes d'entraide Apprivoiser l'Absence

• **Outils d'animation du groupe**

◊ **Les outils qui font appel aux techniques d'organisation**

Les indispensables
- Le verre de l'amitié
- Les rituels, la symbolique
- Les documents écrits
- La synthèse
- La trace du groupe

Ceux qui peuvent se révéler utiles
- La musique, le silence
- La bibliothèque, la bibliographie
- Les chevalets
- La boule de papier ou bâton de parole

◊ **Les outils qui font appel à la créativité**
- La météo du cœur
- Les cartes de vœux, les cartes de vacances
- La lettre à l'enfant
- Le jeu des mots
- Le conte
- Le cercle des couleurs

◊ Les outils d'animation du groupe qui font appel aux techniques d'organisation

LE VERRE DE L'AMITIÉ

I - DESCRIPTION

Les parents sont invités à prendre en charge, chacun leur tour, le verre de l'amitié qui est proposé à chaque rencontre. Celui-ci doit rester simple (café, infusion, jus de fruits, eau minérale, biscuits) pour éviter la compétition entre les membres. Ils ont ainsi l'occasion de jouer un rôle actif dans le fonctionnement du groupe.

II - MATÉRIEL

- Une cafetière.
- Des verres et des gobelets carton en réserve.

III - MODE D'EMPLOI

Le parent qui a la charge du verre de l'amitié se propose à la rencontre qui précède. Un rappel peut être fait sur la synthèse qui est envoyée entre-temps. Le parent en charge du verre de l'amitié assure le service (faire le café, installer les verres, servir).

IV - OBJECTIFS

Le verre de l'amitié a lieu en début de rencontre pour se donner des nouvelles, ouvrir la communication et, éventuellement, en fin de réunion pour se quitter de façon chaleureuse.

Les parents font plus particulièrement connaissance ou discutent de façon plus personnelle avec les parents dont ils se sentent les plus proches. Ils s'engagent parfois dans des discussions qui n'ont pas de lien avec leur deuil.

LES RITUELS - LA SYMBOLIQUE

I - DESCRIPTION

Ritualisation en début de groupe
Pour la première réunion, il est demandé aux parents d'amener une photo, un texte ou un objet leur permettant de présenter leur enfant. Par ailleurs, un bouquet peut symboliser la présence des enfants au cœur du groupe. Les animateurs préparent autant de fleurs séchées, ou en soie, que d'enfants décédés. Après que chacun ait raconté l'histoire de son enfant et présenté sa photo ou l'objet lié à son existence, le parent plante sa fleur dans un vase placé au centre de la table, en prononçant le prénom de son enfant. Un bouquet est ainsi formé après le récit de tous les parents et symbolise la présence de leur enfant au sein du groupe. Ce bouquet peut ensuite être replacé sur la table à chaque réunion.

Une autre idée consiste à réunir la photo des enfants dans un pêle-mêle qui sera présenté à chaque rencontre. Il est aussi possible d'apporter des fleurs vivaces que les parents emmènent chez eux.
Cela permet de créer un lien entre les parents : *Nos enfants sont réunis dans la mort et nous nous sommes réunis dans ce groupe pour parler de notre souffrance autour d'un traumatisme commun qui est la mort d'un enfant.* Cela crée une confluence saine de début de groupe.

Ritualisation en fin de groupe
La fabrication d'un recueil de textes apportés par les parents au fil des réunions ou la réalisation d'un poster, d'un album de photos des enfants décédés peut symboliser le chemin parcouru en groupe (voir fiche La trace du groupe, p. 178).

Ritualisation au cours des rencontres
Les dates de décès ou dates de naissance de l'enfant sont soulignées par un symbole tel qu'une bougie, une fleur, la lecture d'un texte, un morceau de musique, etc.

Ces marques de sympathie sont souvent reçues positivement par les parents.
Le parent peut emporter l'objet chez lui, ou le déposer sur la tombe, en fonction de ses désirs.

II - MATÉRIEL

- Vase et fleurs en nombre suffisant (une pour chaque enfant).
- Pêle-mêle ou cadre, photos ou reproductions des photos.

III - MODE D'EMPLOI

Les animateurs préparent les fleurs et le vase pour la symbolisation du début de groupe. Un calendrier est établi pour les dates anniversaires. Un nombre de bougies identique est acheté, en fonction du nombre d'anniversaires de décès, des poèmes ou une fleur séchée ou en soie pour les anniversaires de naissance sont également préparés.

IV - OBJECTIFS

Symboliser et marquer l'événement.
Créer une cohésion de groupe.

V - LIMITES

Rituels des dates anniversaires : il arrive, même si cela reste exceptionnel, qu'un parent vive le geste comme douloureux car il réveille de nombreux souvenirs.
Photos : tous les parents doivent être d'accord. Certains ne souhaitent pas avoir une photo sous les yeux.
Pour ceux qui n'ont pas la date commémorative pendant les rencontres, penser à envoyer une carte.

LES DOCUMENTS ÉCRITS

I - DESCRIPTION

Textes, poèmes, articles de presse.
Documents supports de thème.

II - MATÉRIEL

Tous les textes, poèmes relatifs au deuil ont été réunis et répertoriés dans un classeur, par thèmes : la tristesse, la colère, les relations avec les autres, etc. La recherche d'un texte support de thème, par l'animateur est ainsi facilitée. Les documents apportés par les parents sont insérés au fur et à mesure dans ce classeur.

III - MODE D'EMPLOI

- En apport par les parents et échange : participation active au fonctionnement du groupe.
- En support de thème par les animateurs : les documents peuvent être une aide précieuse.

Chaque document porte la référence de sa source (auteur, etc.).

Il est important de choisir les moments de distribution ou d'échange des documents (ou de lecture).

- En début de réunion pour la présentation et l'étude d'un thème.
  Avant d'aborder un thème, l'animateur ou un des parents peut lire le texte. Ensuite les membres commentent, expriment leur ressenti, leur vécu personnel par rapport à ce qui a été lu. Ils font part de leur propre expérience.
- En fin de réunion pour tous les autres textes afin de ne pas disperser l'attention des parents.

IV - OBJECTIFS

Textes supports : soutenir l'attention, servir d'appui et de points de repère.
Certains poèmes : redonner confiance en la vie.
Articles de presse : informer.

V - LIMITES

Attention à l'abus de l'emploi des textes et documents dans l'animation : on peut s'échapper dans la lecture en cours de réunion, à l'encontre de l'expression du ressenti personnel ou collectif.

LA SYNTHÈSE

I - DESCRIPTION

Ce document est le reflet de la rencontre. Il rappelle la date, le thème, les sujets évoqués, décrit le déroulement de la réunion, les points forts de l'échange, les événements importants qui ont été partagés.

Par ailleurs, il rappelle la date de la prochaine rencontre, le thème proposé, les questions qui l'accompagnent et est éventuellement accompagné d'un texte support.

II - MATÉRIEL

Douze enveloppes timbrées sont demandées aux participants pour l'envoi. La synthèse est souvent accompagnée des paroles des chansons écoutées, des poèmes qui ont pu être lus, ou du document support de thème.

III - MODE D'EMPLOI

La rédaction de la synthèse est établie après chaque rencontre. Elle est adressée au domicile de chaque membre du groupe pour des raisons de confidentialité. Dans le cas contraire, elle est remise en main propre.

La synthèse est élaborée à partir de :
- la prise de notes ;
- la mémoire des animateurs ;
- les documents distribués, le cas échéant.

IV - OBJECTIFS

La synthèse sert donc de relais, de lien entre les rencontres. La sensation d'isolement est moindre. Les membres du groupe s'y retrouvent, ils revivent la réunion. La synthèse est un point de repère dans le temps. Elle est relue et permet une nouvelle réflexion après un temps de maturation.
La synthèse ne juge pas, ne conseille pas, elle reprend les phrases clefs des participants. Elle n'est pas nominative, pour respecter la confidentialité. Certaines confidences ne doivent pas apparaître.

V - LIMITES

Ce document doit être court, concis (ne pas excéder deux pages) pour retenir l'attention et être lu sans difficulté.

LA TRACE DU GROUPE

I - DESCRIPTION

Réalisation :

- d'un album photos représentant les enfants décédés dans leurs activités ou loisirs préférés, ou d'un recueil de poèmes ou textes ;
- d'un poster ;
- d'une cassette avec les musiques entendues pendant le groupe.

Ce document représente l'héritage puisque l'enfant est nommé, représenté, c'est aussi l'héritage du groupe. Il devient « l'œuvre » du groupe et symbolise la séparation.
La trace du groupe peut être également l'écriture d'un conte (voir fiche Le conte, p. 190).

II - MATÉRIEL

- Feuille de couleur, bristol, revues à découper.
- Ciseaux, colle, feutres de couleur.
- Photo des enfants.
- Recours à l'utilisation d'un ordinateur/logiciel d'images souhaité, imprimante couleur ou photocopieuse couleur.

III - MODE D'EMPLOI

Quinze à vingt minutes seront consacrées au cours de deux ou trois réunions pour définir le projet, choisir le format, le thème. Les parents travaillent ensuite, chez eux, en individuel. Chacun réalise une page. Les documents sont ensuite rassemblés et photocopiés, puis reliés. Les parents pourront utiliser les compétences, moyens, disponibilités des uns et des autres pour photocopier, rassembler, coller, relier.

IV - OBJECTIFS

C'est une manière douce de replacer le parent dans une position active. Le fait d'être capable de créer peut s'inscrire dans un processus de guérison, de « resocialisation » également car le parent pourra montrer sa création, la partager. Créer, c'est revivre, c'est donner la vie.

Ce travail permet de préparer la fin des rencontres et la séparation du groupe. En même temps, c'est un travail en commun qui symbolise le temps que ces parents ont partagé, leur cheminement, les liens qui se sont noués.

V - LIMITES

Attention à ce que le groupe ne repose pas entièrement sur un « créateur » ou « un chef des travaux ». C'est avant tout un travail collectif. L'animateur est là pour encadrer, superviser.

La difficulté d'animer avec ce genre d'outil est d'accepter le fait que rien n'est prévisible. Il faut faire avec la motivation ou la non motivation, avec l'intérêt ou le désintérêt, la production ou la non-production (suivant les oscillations du deuil).

LA MUSIQUE - LE SILENCE

I - DESCRIPTION

Prendre un temps pour écouter de la musique ou le consacrer à un moment de silence.

II - MATÉRIEL

- Une radio CD/cassettes.
- Les musiques/chansons sont laissées au choix des parents.

Ils ont ainsi l'occasion de jouer un rôle actif dans le fonctionnement du groupe.

III - MODE D'EMPLOI

Les temps d'écoute musicale ou de silence (maximum 5 minutes) auront lieu à des moments différents selon le but à atteindre. En début ou au milieu de rencontre pour la centration, en fin de réunion pour la détente, pour libérer des émotions.

IV - OBJECTIFS

C'est un passage, une transition pour :
- entrer ;
- enchaîner ;
- sortir ;
- se relaxer ;
- se centrer, c'est-à-dire se détacher des préoccupations et activités extérieures et passer au travail de groupe ;
- favoriser l'intériorité ;
- prendre conscience du lieu de l'environnement : *Vous avez choisi d'être ensemble, voyez avec qui vous êtes, où vous êtes.*

C'est permettre aux parents de raconter l'histoire du morceau choisi en lien avec leur enfant et donc parler de leur enfant.

V - LIMITES

Les silences sont des moments qui privilégient la méditation ou la réflexion. Ils sont dirigés et ont un but qui a été présenté. À ne pas confondre avec un moment d'intense émotion, un silence qui révèle l'ennui, le désintérêt ou la non compréhension de ce qui vient d'être dit. Si les morceaux musicaux sont chantés, les paroles pourront être distribuées en fin de rencontre.

LA BIBLIOTHÈQUE - LA BIBLIOGRAPHIE

I - DESCRIPTION

Bibliothèque
Quelques livres sur le deuil ou la perte d'un enfant, des témoignages constituent la bibliothèque et appartiennent aux animateurs. Mais celle-ci est essentiellement basée sur l'échange de livres ou cassettes vidéo appartenant aux parents. Ils ont ainsi l'occasion de jouer un rôle actif dans le fonctionnement du groupe.

Bibliographie
C'est un document structuré, fait par les animateurs, qui donne la connaissance des livres édités sur le deuil. Il est composé de plusieurs chapitres :
- la mort, les rites ;
- le deuil des parents, des enfants, etc.

Chaque ouvrage est présenté par sa couverture et son résumé.
La bibliographie donne également des informations pratiques d'associations ou d'organismes concernant le deuil (adresses pour toute la France) et renvoie au répertoire de la Fondation de France. Créée par un animateur, elle est mise à jour régulièrement. C'est une source d'information qui facilite la recherche des parents.

II - MATÉRIEL
- Bibliographie.
- Livres.
- Cassettes.
- Revues.
- Fiches avec nom du livre, de son propriétaire, date, nom de l'emprunteur, date de retour.

III - MODE D'EMPLOI
Une fiche succincte de lecture est parfois établie par le lecteur afin de faciliter le choix des autres parents. Les livres peuvent être échangés au début de la rencontre.

IV - OBJECTIFS

Les parents qui ont perdu un enfant ont besoin de se retrouver dans le récit d'autres parents ayant vécu ce drame. Voir sa propre douleur décrite aide à la surmonter. Les ouvrages répondent à un réel besoin de vérifier que ce que l'on vit est normal, de voir comment d'autres parents s'en sont sortis. C'est aussi une aide à la réflexion personnelle. Les livres peuvent aider à redonner confiance en la vie.

V - LIMITES

La lecture peut être un mécanisme défensif, une résistance à faire son deuil. Trop lire sur le deuil, la mort peut empêcher un travail de deuil.
Certains parents ont une boulimie de lecture sur l'Au-delà, ils veulent savoir ce qu'est devenu leur enfant et espèrent trouver des réponses. Ils recherchent désespérément une présence physique de l'enfant.

LES CHEVALETS

I - DESCRIPTION

Petits chevalets en carton avec l'indication du prénom de chacun, accompagné éventuellement du prénom de l'enfant, signalé par un joli symbole, un dessin.

II - MATÉRIEL

Carton et feutres ou ordinateur.

III - MODE D'EMPLOI

À la première rencontre et après si les participants le souhaitent.

IV - OBJECTIFS

À la première rencontre :

- le chevalet aide à se repérer et à connaître rapidement les prénoms des participants (et ceux des enfants décédés) ;
- il permet de s'adresser à chacun de manière personnelle.

V - LIMITES

À utiliser à la première rencontre et éventuellement aux rencontres suivantes. Les réunions doivent rester conviviales, chaleureuses.

On veillera à indiquer le prénom sur les deux faces du chevalet, de manière à être visible par chacun.

LA BOULE DE PAPIER OU BÂTON DE PAROLE

I - DESCRIPTION

Une feuille de papier est chiffonnée et mise en boule. Celui qui vient de s'exprimer lance cette boule de papier à un autre parent en lui disant : *(prénom du parent) je voudrais avoir de tes nouvelles.*
La boule de papier peut être remplacée par un bâton qu'on appellera « bâton de parole ».

II - MATÉRIEL

- Une feuille de papier,
- ou un bâton qu'on pourra décorer (surmonté d'un cœur par exemple).

III - MODE D'EMPLOI

À utiliser de temps à autre, pour changer du traditionnel tour de table.

IV - OBJECTIFS

Une façon ludique de donner et de faire circuler la parole.

V - LIMITES

Donner au parent qui le souhaite la faculté de renvoyer la boule et de passer son tour, sans s'exprimer.

◊ Les outils d'animation du groupe qui font appel à la créativité

LA MÉTÉO DU CŒUR

I - DESCRIPTION
Les participants du groupe sont invités à choisir une ou plusieurs cartes parmi un lot de cartes installé sur une table. Les images représentent des éléments météorologiques : tonnerre, soleil, pluie, paysage enneigé, etc. La consigne suivante est donnée : *Choisissez une ou plusieurs cartes qui expriment le mieux pour vous votre état intérieur, à ce moment présent.* Les parents présentent ensuite, à tour de rôle, la/les carte(s) choisie(s) en expliquant leur ressenti, la raison de leur choix.

II - MATÉRIEL
Une cinquantaine d'images, illustrations, reproductions représentant les conditions météorologiques. Elles peuvent être découpées dans des revues, tirées d'un logiciel pour ordinateur ou d'Internet.

III - MODE D'EMPLOI
- Les parents consacrent 10 minutes pour prendre connaissance des cartes. Ils choisissent leur carte, sans parler.

- Quand le choix est terminé, l'animateur invite chacun à s'exprimer. Si plusieurs ont choisi la même carte, ils se la repassent en temps utile.

Remarque :
Cet outil peut être utilisé en introduction de réunion (dans ce cas faire un tour de table) ; il peut aussi être utilisé par rapport à un thème ou pour un bilan.

IV - OBJECTIFS
Faciliter, par un support concret et ludique, l'expression de chacun.
Les membres sont sensibles aux symboles visuels.

V - LIMITES
Les parents en grande souffrance n'ont parfois pas l'envie de « jouer ». Attendre quelques rencontres avant de proposer ce jeu.

LES CARTES DE VŒUX, LES CARTES DE VACANCES

I - DESCRIPTION

Élaboration d'une carte postale (dessin/photo et texte) en relation avec son enfant décédé ou son état intérieur, pour envoi de vœux à soi-même. Les participants réalisent une création individuelle qu'ils partagent ensuite avec le groupe.

II - MATÉRIEL

- Bristol couleur.
- Revues à découper, photos, reproductions.
- Feutres couleurs, colle, ciseaux.

III - MODE D'EMPLOI

Janvier est la période des souhaits que l'on adresse à ses proches, ses amis, ses relations. Il n'est pas coutume de s'adresser des vœux à soi-même, mais les animateurs proposent aux parents de le faire. Cet exercice peut entrer dans le cadre du thème « Prendre soin de soi dans le deuil ».

La première partie de la rencontre (environ 1 heure) est consacrée à la fabrication de la carte. Recto : l'image, la photo ou le dessin - Verso : le texte.

Durant la seconde partie de la rencontre (environ 1 heure), les parents

- décrivent et expliquent les choix dans la réalisation de leur carte ;
- disent au groupe ce qu'ils se souhaitent personnellement.

Chacun est invité à expliciter les moyens qu'il se donne pour tenter de réaliser cette aspiration. Le groupe peut aider à explorer et trouver une action précise et vérifiable dans la vie quotidienne. Un retour sur les désirs sera effectué lors d'une prochaine rencontre.

IV - OBJECTIFS

- Favoriser les échanges en rompant la monotonie des seuls échanges verbaux.

- Élargir son approche, à l'aide de cet exercice d'expression graphique, afin de trouver ensuite des moyens nouveaux pour entrer dans une démarche de guérison.

- Se donner, par d'autres palettes de communication, toutes les chances de mener à bien cette démarche.

V - LIMITES

Les parents, après les fêtes et au seuil d'une nouvelle année sans leur enfant, sont en grande souffrance et n'ont parfois pas l'envie de s'engager dans l'avenir. L'animateur doit encourager, lever les obstacles pour que le parent accepte de « s'envoyer des vœux ».

LA LETTRE À L'ENFANT

I - DESCRIPTION

Le parent écrit une lettre à son enfant lui disant tout ce qu'il ne lui avait pas dit ou tout ce qu'il avait envie de lui dire encore.

II - MATÉRIEL

Aucun.

III - MODE D'EMPLOI

L'animateur propose aux parents d'écrire à leur enfant, chez eux, dans le calme. Les messages sont lus à la réunion qui suit (ou gardés privés selon le désir du parent). Après chaque lecture, des échanges ont lieu.

IV - OBJECTIFS

Aider les parents :

- à prendre conscience de ce qui est en eux ;
- à libérer certains sentiments qu'ils peuvent avoir envers l'enfant (culpabilité, colère...).

Dans cet écrit, les parents peuvent crier également leurs sentiments d'injustice et d'impuissance.
C'est aussi mettre à distance sa souffrance, en la disant à des tiers. L'écriture peut être une véritable thérapie. C'est une façon d'intégrer le drame vécu dans sa vie.
Avec ce type d'outil, le parent ne parle plus de son enfant ou de sa relation à son enfant, mais parle directement à son enfant.
La lettre permet de dire l'inavouable.

V - LIMITES

C'est un travail que certains parents pensent qu'ils n'ont pas la capacité ou le courage d'accomplir. Ce travail étant individuel et très personnel, l'animateur ne peut ni encourager, ni aider, ni proposer des schémas. Certains parents n'écrivent donc pas la lettre, et pourtant bon nombre de ceux qui l'ont fait ont dit combien cela les avait aidés.

LE JEU DES MOTS

I - DESCRIPTION

Les membres du groupe sont invités à constituer des listes de mots en exprimant verbalement et spontanément les idées et les mots courts leur venant spontanément à l'esprit, par rapport à un thème donné, par exemple : la culpabilité ou la colère.

II - MATÉRIEL

- Tableau blanc ou feuille de papier sur le mur.
- Feutres.

III - MODE D'EMPLOI

- L'animateur explique la consigne : *Exprimer par des mots courts toutes les idées suggérées par le thème. Ne pas hésiter à rebondir sur les mots des autres, à résonner sur ce qui vient d'être dit.*
- Il fixe la durée de l'exercice à 10 minutes.
- L'animateur liste, au fur et à mesure, sur le tableau, ce qui est exprimé.
- À la fin de la production de mots, le groupe essaie avec l'aide de l'animatrice d'en dégager les idées principales.
- Chacun ensuite s'exprime plus longuement et par rapport à son vécu personnel, son ressenti sur ce qui a été dit.

IV - OBJECTIFS

Exprimer le plus grand nombre possible d'idées qu'une situation ou un état inspire.

Le travail produit de cette manière (collectif) est plus dense que celui produit par un seul individu.

C'est un exercice stimulant. Chacun se prend au jeu pour faire naître le plus grand nombre possible d'idées.

On sort du traditionnel tour de table ou des échanges habituels.

V - LIMITE

Cette technique se révèle très féconde à condition de rester dans un cadre d'amitié, de chaleur et de convivialité.

LE CONTE

I - DESCRIPTION

Les parents reçoivent pour consigne de se consulter pour produire, en commun, une seule histoire, sous forme de conte illustré ou légende dont le thème est le deuil, la perte.

II - MATÉRIEL

- Feuilles blanches et de couleur, bristol, revues à découper.
- Ciseaux, colle, ruban adhésif, feutres et crayons de couleur.
- Stylos.

III - MODE D'EMPLOI

L'animateur propose de revoir le chemin parcouru par chacun depuis le décès de son enfant : les principales émotions, les sentiments, les résistances, ce qui est encore douloureux. Il suggère de mettre cela sous forme d'une histoire, d'un conte, d'une légende, d'une fable, illustrés de quelques dessins, collages, peintures.

Si le groupe est important, faire deux sous-groupes (4 à 6 personnes).

Les consignes suivantes sont données :
Écrire le conte avec des mots simples. Les rapprocher d'une image, d'un dessin. Par exemple on peut évoquer un sentiment (la tristesse) et dessiner un cœur qui pleure ou, pour la joie, un soleil qui rit.

IV - OBJECTIFS

Réécrire son histoire pour la mettre à distance.
Favoriser l'expression.

C'est une manière ludique de replacer le parent dans une position active. Le fait d'être capable de créer peut s'inscrire dans un processus de guérison, de « resocialisation » également car le parent pourra montrer sa création, la partager. Créer, c'est revivre, c'est donner la vie.

Ce travail permet d'effectuer un bilan. En même temps, c'est un travail en commun qui symbolise le temps que ces parents ont partagé, leur cheminement, les liens qui se sont noués.

V - LIMITES

Les parents en souffrance ont parfois des difficultés à faire jouer leur imagination. Dans ce cas, l'animateur doit encourager, insister, proposer des schémas pour lever les obstacles. Dans le cas de cet exercice très élaboré, il est celui qui montre, qui supervise, mais un tel travail de production de la part des parents est tout à fait bénéfique.

L'animateur sera vigilant eu égard aux traits de personnalité de chacun : manque de confiance en soi, inhibition... et au niveau intellectuel : difficultés d'écriture, peur des fautes d'orthographe, rythme personnel. Intervient ici aussi l'éducation, l'âge, le sexe...

LE CERCLE DES COULEURS
Variante du mandala

I - DESCRIPTION
Chaque parent est invité à dessiner un cercle ou un cœur qui sera divisé en parts (plus ou moins grandes) selon l'intensité et la fréquence des émotions ressenties.
Les parts seront coloriées :
- noir pour symboliser la tristesse ;
- rouge pour symboliser la colère ;
- jaune pour symboliser la culpabilité ;
- etc.

Le même dessin sera refait en fin de groupe, pour évaluer les différences.

II - MATÉRIEL
- Feuille.
- Crayons feutres de couleur.

III - MODE D'EMPLOI
L'animateur donne aux parents la consigne suivante :
- choisir les émotions à faire figurer sur le cercle ;
- les fragmenter les unes par rapport aux autres ;
- les représenter sur le cercle ;
- colorier.

Le parent qui le souhaite s'exprime ensuite, par des mots, sur les sentiments éprouvés.

IV - OBJECTIFS
C'est une forme d'expression plus confortable, plus facile. Les émotions deviennent « concrètes », visibles.

V - LIMITES
Plutôt qu'un bilan, considérer cet outil comme la photo d'un instant présent (reflet des oscillations du travail de deuil).

• Le journal personnel

De manière plus individuelle, le journal personnel est un outil qui appartient au parent et à lui seul. Il est complémentaire à la démarche faite d'intégrer un groupe de parents en deuil. Il ne constitue pas un des outils d'animation dans le groupe. Le parent choisit s'il veut en partager des extraits avec le groupe.

I - DESCRIPTION
Il est conseillé aux membres du groupe, au début des rencontres, de tenir un journal ou cahier de bord. Ils sont invités à écrire les faits importants de leur deuil. Les parents peuvent y noter leurs réflexions personnelles, leurs régressions, leurs progrès, leurs sentiments.

II - MATÉRIEL
Un cahier, ou un classeur dans lequel peuvent être insérés également des textes, des poèmes, etc.

III - MODE D'EMPLOI
Un canevas de journal est remis à chaque parent, pour leur montrer la forme que peut prendre ce journal de bord et pour les aider dans cette démarche. Les objectifs y sont clairement nommés.

IV - OBJECTIFS
Le journal est le reflet du chemin du deuil. C'est un moyen d'explorer son vécu intérieur, de se libérer d'émotions trop douloureuses.

C'est un outil simple et facilement accessible.

Le journal est un ami qui peut aider à traverser l'épreuve.

Il permet au parent de constater son évolution personnelle, à travers la relecture.

◊ Un exemple de journal

LE JOURNAL LEUCAN [54]
(extraits)

À toi dont l'enfant est décédé. À toi dont les enfants sont décédés.

Tu as perdu un être tellement important pour toi. C'est une expérience qui peut bouleverser ta vie, susciter des remises en question et exiger des réajustements. Ta façon de vivre cette épreuve est unique et t'appartient. Différents moyens existent pour t'aider à faire face au deuil.

Nous t'en offrons un qui se veut bénéfique, simple et facilement accessible. Nous l'avons préparé parce que nous croyons sincèrement en ses bienfaits, l'ayant nous-mêmes utilisé en de telles circonstances.

Qu'il te permette de traverser l'épreuve le mieux possible !

LA TENUE D'UN JOURNAL

Un ami réconfortant

Le vécu intérieur rattaché à la perte d'un enfant est très intense. Le bouleversement apporté par cette profonde douleur crée des besoins nouveaux. Tu as peut-être ressenti le besoin d'avoir un ami qui t'écoute, t'accueille et t'aide sans juger. Il y en a un qui est toujours accessible et qui favorise la croissance personnelle. Il est en quelque sorte un miroir de ton mouvement intérieur.

La tenue d'un journal personnel est recommandée par plusieurs intervenants pour traverser une période difficile. Des parents qui en ont fait l'expérience dans un cheminement de deuil en reconnaissent les bienfaits. Ainsi la mère de Marie-Ève écrivait :

Pour moi, l'écriture de mon journal est devenue un bon moyen de thérapie. Cela m'a permis très souvent de me libérer d'émotions douloureuses et ainsi de voir plus clair dans ce que je vivais.

En faisant toi-même l'expérience d'un journal, tu pourras y découvrir de nombreux avantages. Mais pour t'encourager à le commencer, nous avons sélectionné ceux qui nous apparaissent les plus importants.

Pourquoi un journal ?

Écrire un journal permet de :

- nommer, mettre en mots ce que tu ressens, ce que tu penses et ce que tu perçois ;
- exprimer ce que tu n'oserais pas exprimer à quelqu'un d'autre ;
- prendre conscience de ta réalité ;
- mieux te connaître et te comprendre ;
- découvrir des aspects de toi-même que tu ignorais ou niais ;
- développer un contact privilégié avec toi-même ;
- te libérer d'émotions vives et relâcher la tension intérieure ;
- retrouver tes sources intérieures ;
- clarifier et approfondir ta vision des choses ;
- constater ton évolution personnelle à travers une relecture.

Comment faire pour faciliter ta démarche ?

Puisque ton journal est l'expression de ta vie intérieure, il serait préférable que tu choisisses les meilleures conditions possibles pour favoriser ta démarche. Voici donc des suggestions :

- choisir un environnement privé, paisible, inspirant, où tu te sens libre, que ce soit à la maison ou à l'extérieur ;

---

54. Avec l'aimable autorisation de l'association LEUCAN, association pour les enfants atteints de cancer, 3045 chemin de la Côte Sainte-Catherine, Montréal (Québec) H3T 1C4.

- créer une ambiance propice (ex. : musique, chandelle, etc.) ;
- te réserver du temps, privilégier le moment qui te paraît le plus favorable ;
- t'ouvrir à ce qui se passe en toi ; laisser monter librement, écouter et garder contact avec ce que tu ressens ;
- écrire sans contrainte, sans réserve, sans filtrer et sans juger ;
- te donner une complète liberté d'expression et de style ;
- te permettre des erreurs, des incohérences, des manques d'inspiration, des blocages (des fautes de français !), etc. ;
- te faire confiance.

Quoi mettre dans ton journal ?

La tenue d'un journal t'offre des possibilités de contenu presque illimitées. Tu peux placer tout ce qui t'intéresse et qui est susceptible de t'aider dans ton cheminement.

En voici quelques exemples :

- tes émotions, tes sentiments quels qu'ils soient ;
- tes idées, tes opinions, tes observations, tes réflexions ;
- tes préoccupations, tes inquiétudes, les questions que tu te poses (ex. : sur la vie et la mort) ;
- ton histoire, tes souvenirs, tes espoirs, tes projets ;
- des citations, des extraits de conversation, des paroles de chanson ;
- des poèmes, des dessins, des prières, des lettres, des photos, des symboles.

MODÈLE PROPOSÉ

Dans le but de rendre ce projet attrayant pour toi, nous te proposons un modèle que tu peux adapter selon ta personnalité et tes fantaisies.

Quelques conseils préliminaires

- Toujours dater tes entrées au journal soit au début soit à la fin du paragraphe ou de la page dernièrement écrite.
- Prendre les moyens nécessaires pour qu'on respecte le caractère confidentiel de ton journal (ex. : cadenas, tiroir fermé à clé).
- Garder à porter de la main un petit carnet aide-mémoire pour écrire les notes utiles lorsque le journal n'est pas accessible.

Description du matériel

- Des feuilles mobiles pour pouvoir ajouter, retirer, classer, etc.
- Des cartons de couleurs différentes pour permettre de diviser ton cahier en sections ou chapitres.

Tu peux choisir de faire une rédaction continue en ordre chronologique tout simplement, comme tu peux choisir la formule de division en sections. Il y a diverses façons de classifier selon le cheminement de chacun. Nous en proposons quelques-unes qui peuvent convenir à un parent endeuillé.

Titres possibles

L'histoire de mon enfant :	sa naissance, ce que j'aimais le plus chez lui, les événements marquants de sa vie, etc.
L'histoire de sa maladie :	le diagnostic, ses réactions, ce que moi j'ai ressenti, les conséquences dans la famille, etc.

L'histoire de son décès :	son décès, les rites funéraires, les émotions vécues, etc.
Mes souvenirs :	ma propre enfance, mon rôle de parent, les moments forts de ma vie, etc.
Ma santé :	les moyens que je prends pour préserver ou retrouver ma santé (loisirs, exercices, thérapie, méditation, etc.).
Ma vie au quotidien :	les événements du jour, mes activités, comment je me sens, ce que je pense, etc.
Des paroles que j'aime :	citations, poèmes, chansons, etc.
Autres :	mes rêves, mon évolution spirituelle, mes proches, mon travail, lettres à mon enfant, etc.

Conclusion

Tout en souhaitant que notre proposition te soit utile dans la rédaction de ton journal, nous désirons te réitérer que ce projet n'appartient qu'à toi seul.
Notre expérience nous a montré que ce qui est important n'est pas l'outil ou la forme que tu lui donnes mais le contenu et surtout ce que tu peux en retirer.
Nous espérons avoir réussi à te transmettre le caractère précieux que tu peux conférer à ton journal de parent en deuil.

Amitiés et bonne route !

◦ Le « carnet d'adresses »

Par ailleurs, chaque animateur constitue son « carnet d'adresses » en opérant une sélection sur la base d'une compétence reconnue dans l'accompagnement du deuil au sein du réseau local. Il a le souci d'informer les membres du groupe de tous les événements susceptibles de les aider : conférences sur le deuil, stages, etc.

Adresses d'associations et bibliographie

mise à jour octobre 2007

ASSOCIATIONS D'ACCOMPAGNEMENT POUR PERSONNES EN DEUIL ET/OU DE SOINS PALLIATIFS

1. Associations d'accompagnement du deuil

Nous indiquons les sièges sociaux des principales associations nationales ; plusieurs d'entre elles ont des antennes en province. La plupart d'entre elles dispose d'un site internet. Diverses associations d'accompagnement du deuil proposent, parmi leurs activités, des groupes d'entraide s'adressant à des publics spécifiés (groupes tous deuils, enfants en deuil, adolescents en deuil, conjoints en deuil, parents en deuil, deuil périnatal, etc.).

• **APEV (Association Aide aux Parents d'Enfants Victimes),**
3 rue Édouard Branly. 92130 Issy-les-Moulineaux
Tél./Télécopie : 01 46 48 35 94
www.apev.org
apev@club-internet.fr et apev@apev.org

• **Apprivoiser l'Absence**
(Groupes d'entraide pour parents en deuil)
6 rue Saint-Paul. 92200 Neuilly-sur-Seine
Tél. : 01 40 89 06 21
www.apprivoiserlabsence.com
contact@apprivoiserlabsence.com
(consulter sur le site la liste des associations offrant de l'aide au parents en deuil, pour toute la France régulièrement mise à jour)

• **Association Jonathan Pierres Vivantes**
(Soutien moral et spirituel des parents en deuil)
61 rue de la Verrerie. 75004 Paris
Tél./Télécopie : 01 42 96 36 51 Télécopie : 01 42 96 36 52
www.anjpv.asso.fr
anjpv@anjpv.asso.fr et jonathanpierresvivantes@free.fr

• **Association nationale Naître et Vivre**
(Mort subite du nourrisson, mort du tout-petit)
5 rue La Pérouse. 75116 Paris
Tél : 01 47 23 98 22. Télécopie : 01 47 23 98 48
www.naitre-et-vivre.org

• **Fédération européenne Vivre son Deuil** (France, Belgique, Suisse)
(Entretiens, groupes tous deuils, groupes enfants en deuil)
7 rue Taylor. 75010 Paris
Tél. secrétariat : 01 42 38 07 08. Télécopie : 01 42 38 08 88.
Écoute téléphonique : 01 42 38 08 08
www.vivresondeuil.asso.fr
vivresondeuil@vivresondeuil.asso.fr

• **Association Elisabeth Kübler-Ross**
Secrétariat national : 10 rue Grande. 36000 Chateauroux
Tél. 02 54 07 01 69
http://ekr.france.free.fr
ekr.france@free.fr

• **Espérance et Vie** (Mouvement chrétien pour les premières années du veuvage)
20 rue des Tanneries. 75 013 Paris Tel : 01 45 35 78 27 Fax : 01 45 35 15 14
esperance.vie@wanadoo.fr

• **Fédération des associations de conjoints survivants (FAVEC)**
28 place Saint-Georges. 75009 Paris
Tél : 01 42 85 18 30. Télécopie : 01 45 96 01 06
www.**favec**.asso.fr
info@favec.asso.fr

• **Ligue contre la violence Routière**
15 Rue Jobbé-Duval. 75015 PARIS (antennes en province)
Tel : 01 45 32 91 00 et 08 71 24 19 68. Télécopie : 01 45 32 91 01
www.violenceroutiere.org
secretariat@violenceroutiere.org et lcvr.paris@wanadoo.fr

• **Phares enfants-parents**
(Groupes d'entraide pour parents dont l'enfant s'est suicidé)
5 rue Guillaumot. 75012 Paris
Tél. : 01 42 66 55 55 et n° azur : 0810 810 897
www.phare.org
vivre@phare.org

• **Centre National de ressources François-Xavier Bagnoud.**
6 avenue du professeur André Lemierre. 75020 PARIS.
Tel : 01 49 93 64 40 - Fax : 01 49 93 64 41
Centre d'information et de documentation : 01 49 93 64 33
Centre de Formation, d'animation et de recherche : 01 49 93 64 43
www.croix-saint-simon.org/deuil-fxb
fxb@croix-saint-simon.org

2. Associations de soins palliatifs

• Consulter le site : www.portail-soins-palliatifs.fr

• **Alliance** (plusieurs antennes en France)
4 rue de la Bride. BP 1076. Périgueux
Tél. : 05 53 07 03 83

• **Association Pallia Plus**
30 rue Kléber - 33200 BORDEAUX CAUDERAN
Tél : 05 56 08 24 68. Télécopie : 05 57 22 25 58
www.pallianet.org
palliaplus@pallianet.org

• **Fédération JALMALV** (jusqu'à la mort accompagner la vie)
132 rue du Faubourg Saint Denis. 75010 Paris
Tél : 01 40 35 17 42. Télécopie : 01 40 35 14 05
www.jalmalv.fr

• **Société Française d'Accompagnement et de Soins Palliatifs (SFAP)**
110 avenue Émile Zola. 75015 Paris.
Tél : 01 45 75 63 86.
www.sfap.org
sfap@sfap.org

• **Union Nationale des Associations pour le développement des Soins Palliatifs (UNASP)**
37 avenue de Clichy. 75017 Paris
Tel : 01 53 42 31 31. Télécopie : 01 53 42 31 30
www.aspfondatrice.org
unasp@aol.com

3. Services d'écoute 24 heures sur 24

- **SOS Amitié**

Service d'écoute 24 heures sur 24 : 0820 066 066
www.sos-amitie.com
Service d'écoute sur internet : www.sos-amitie-internet.fr

- **Suicide écoute**

Service d'écoute 24 heures sur 24 : 01 45 39 40 00
5 rue du Moulin Vert. 75014 Paris
www.suicide.ecoute.free.fr
suicide.ecoute@wanadoo.fr

BIBLIOGRAPHIE
sur le deuil

Merci *au Centre National de Ressources François-Xavier Bagnoud pour son aide dans le choix de livres sur la mort et le deuil comportant des ouvrages d'information et des témoignages.*

Pour une bibliographie détaillée, et en particulier articles ou actes de colloques, s'adresser au : Centre National de Ressources François-Xavier Bagnoud,
6 avenue du professeur André Lemierre. 75020 PARIS.
Tel : 01 49 93 64 40 - Fax : 01 49 93 64 41

ADULTES

1. Le deuil tous publics : les livres les plus couramment utilisés sur le deuil en général

BACQUE Marie-Frédérique, *Le Deuil à vivre*, Odile Jacob, 1982.
BEAUTHEAC Nadine, *Le deuil : comment y faire face ? Comment le surmonter ?* Editions du Seuil, 2002.
BERCOVITZ Alain, *Accompagner des personnes en deuil : l'expérience du Centre François-Xavier Bagnoud,* Erès, 2003.
BERCHOUD Joseph, SATET Pierre, *Le grand livre de la mort à l'usage des vivants - comprendre, en parler, se préparer, accompagner, célébrer les funérailles, choisir des textes, donner du sens, traverser le deuil, se souvenir,* Albin Michel, Paris 2007.
CZECHOWSKI Nicole, DANZIGER Claudie, *Deuils : vivre c'est perdre*, Hachette littérature, 2004.
FAURÉ Christophe, *Vivre le deuil au jour le jour*, éditions Albin Michel, 1995, J'ai lu, 1998.
FAURÉ Christophe, *Après le suicide d'un proche : vivre le deuil et se reconstruire*, éditions Albin Michel, 2007.
HANUS Michel, BACQUE Marie-Frédérique, *Le Deuil*, PUF, Que sais-je n°3558, 1997.

HANUS Michel, *Les Deuils dans la vie : deuils et séparations chez l'adulte et l'enfant*, Maloine Paris, 1994 (3ème édition 2006).
HANUS Michel, *Le deuil après suicide*, Editions Maloine, 2004.
KATAFIASZ Karen, *Un temps pour le deuil*, Cerf, 1997.
KEIRSE Manu, DEDONDER Nicole, KINOO Philippe, HAYEZ Jean-Yves, *Faire son deuil, vivre un chagrin : un guide pour les proches et les professionnels*, De Boeck, 2005.
MONBOURQUETTE Jean, *Aimer, perdre et grandir,* Bayard éditions/Centurion, 1995.
PINARD Suzanne, *De l'autre coté des larmes : guide pour une traversée consciente du deuil*, Mortagne, Québec, 1997.
REGNIER Roger, SAINT-PIERRE Line, *Surmonter l'épreuve du deuil*, éditions Quebecor, Montréal, 1995.
Vous êtes en deuil, brochure de l'association Vivre son Deuil (par correspondance, 7 rue Taylor, 75010 Paris).

2. La mort d'un enfant, des enfants

• *La mort d'un enfant*

BASSET Lytta, *Ce lien qui ne meurt jamais,* Albin Michel, Paris 2007.
ERNOULT-DELCOURT Annick, *Apprivoiser l'Absence : Adieu mon enfant*, Editions du Jubilé, 2004.
FAFARD-SINDON Françoise, SINDON Bernard, *Parents orphelins : témoignages de parents à la suite du décès de leur enfant*, Louise Courtaud, Québec, 1997.
KÜBLER-ROSS Elisabeth, *La Mort et l'enfant*, éditions du Rocher, 1994.
RAIMBAULT Ginette, *Lorsque l'enfant disparaît*, Odile Jacob, Paris, 1999.
RYAN Regina Sara, *L'Insoutenable absence*, éditions de L'homme, 1995.

• *La mort d'un bébé*

La Mort subite du nourrisson : comment vivre sans lui, Association le Cairn, collection Vivre et comprendre, Ellipses, 1997.
BROCA Alain de, *Deuils et endeuillés : (se) comprendre pour mieux (s')écouter et (s')accompagner*, Masson, Paris, 1997.
CLERGET Noël, *Bébé est mort*, Editions Erès, 2005. (Témoignages parents et professionnels).

• *La mort périnatale*

AUTHIER-ROUX Frédérique, BEN SOUSSAN Patrick, FABRE-GENET Marie et al., *Le Fœtus exposé*, Erès, 1998.

DELAISI DE PARSEVAL Geneviève, *La Part de la mère*, Odile Jacob, Paris, 1997.

FLIS-TREVES Muriel, *Le deuil de maternité*, Calmann-Lévy, 2004.

FRYDMAN René (sous la direction de), *Mourir avant de n'être ?* Odile Jacob, Paris, 1997.

HAUSSSAIRE-NIQUET Chantal, *Le deuil périnatal : le vivre et l'accompagner*, Editions Le souffle d'or, 2004.

LE GRAND-SEBILLE Catherine, MOREL Marie-France & ZONABEND Françoise (sous la direction de), *Le Fœtus, le nourrisson et la mort,* L'Harmattan, Paris, 1998.

PEJU Pierre, *Naissances*, Gallimard, Paris, 1998.

• *Témoignages (enfants)*

CHAMBAZ Bernard, *Martin cet été*, éditions Julliard, Paris, 1994 (*accident de voiture*).

CHAIX Marie, *Le Fils de Marthe*, éditions Calmann-Lévy, 1989 (accident de montagne).

DAVOUS Dominique, *À l'aube du huitième jour... Capucine*, collection Écriture, L'Harmattan, Paris, 1997 (*cancer*).

DEVEZE Claire, *L'encre de ta mémoire : en hommage à Sébastien, ton fils.* Préface de Nathalie Navarro, collection Au-delà du témoignage, L'Harmattan, 2003 (*cancer*).

FOREST Philippe, *L'enfant éternel*, éditions Gallimard, Paris, 1997 (*cancer*).

GRIL Jo, *Guilhem, la plongée une passion interrompue.* Postface de David Smadja, collection Au-delà du témoignage, L'Harmattan, 2001 (*accident de plongée*).

JURGENSEN Geneviève, *La Disparition*, éditions Calmann-Lévy, Paris, 1994 (*accident de voiture*).

POIVRE D'ARVOR Patrick, *Elle n'était pas d'ici*, éditions Albin Michel, Paris/LGF Poche 14146, 1995/1998 (*anorexie/suicide*).

POIVRE D'ARVOR Véronique, A Solenn. éditions Albin Michel, 2005, Poche 30662. 2007(*anorexie/suicide*).

Association SPARADRAP, *C'est l'histoire d'une étoile*, 2002 (journal de la mère de Léo, 7 ans, mort d'un cancer).

Sparadrap, 48 rue de la Plaine. 75020 Paris
Tél. : 01 43 48 11 80 / Fax : 01 43 48 11 50
contact@sparadrap.org / www.sparadrap.org

• ***Témoignages (bébé né ou à naître)***
BARBARA Diane, *La Petite fille*, Bayard Éditions, Paris, 1996.
HAUSSAIRE-NIQUET Chantal, *L'Enfant interrompu*, Flammarion, Paris, 1998.
KOTZWINKLE William, *Le Nageur dans la mer secrète*, Actes Sud, Arles, 1998.
LAURENS Camille, *Philippe*, POL, Paris, 1995.
LOF Anne-Françoise, *Saskia ou le deuil d'un bébé Distilbène*, Frison-Roche, Paris, 2000.
SAGNIER Christine, *Un ange est passé*, Climats, Castelnau-le-Lez, 1998.
TABET Sylvia, *Je n'ai pas vu tes yeux*, Hachette Littérature, 2002. (*IMG*).
THOMESE Pieter Frans, *L'enfant ombre*, Actes Sud, 2004.

3. La mort d'un conjoint

• ***Deuil d'un conjoint***
Se reconstruire après le veuvage, FAVEC (Fédération des veuves civiles chefs de famille), 28 place Saint-Georges, 75009 Paris.
La Solitude ça s'apprend : l'expérience du veuvage racontée par ceux qui la vivent, Georg, collection La vie à inventer, Genève, 1992.
Vivre sans elle, le veuvage au masculin, Georg, collection La vie à inventer, Genève, 1996.
ROUSSIER Solange, *Veufs, la vie sans elle*, Bayard Éditions, Paris, 2000.

• ***Témoignages***
BOURBON BUSSET Jacques, *Lettre à Laurence*, Gallimard/Folio 2020, Paris, 1989.
DELL'ANIELLO Marie, DESLAURIERS Gilles, *Rencontre entre un thérapeute et une famille en deuil : la mort d'Yves*. Préface de Christophe Fauré, collection Au-delà du témoignage, L'Harmattan, 2001.
GOLDBERGER Corinne, *Quand la mort sépare un jeune couple : le veuvage précoce*, Albin Michel, 2005.
MOISSENET Marie-Claire, *Traverser le veuvage*, Editions de l'Atelier, 2004.
RAGUENEAU Philippe, *L'Autre côté de la vie*, éditions du Rocher/Pocket, 1995/1997.

4. La mort d'un parent, des parents

DELBEE Anne, *Il ne faut regarder que l'amour*, Editions de l'Atelier, 2002.
DUPEREY Anny, *Le Voile noir*, Albin Michel/Points Seuil 146, 1992/1995.
DUPEREY Anny, *Je vous écris*, Points Seuil 147, 1997.
FLEM Lydia, *Comment j'ai vidé la maison de mes parents*, Editions du Seuil, 2004.
MASINI Béatrice, *Si c'est une petite fille*, La joie de lire, Genève, 2004.

5. La mort d'un frère ou d'une sœur

COHEN-WELGRYN Miriam, *La Petite dernière*, Arléa, 1999.
GRIMBERT Philippe, *Un secret*, Grasset, 2004.
LEOTARD François, *A mon frère qui n'est pas mort*, Grasset, 2003.
ORBAN Christine, *L'Âme sœur*, Albin Michel, 1998.
PAPIERSKI-BREDY Anne-Marie, *La Balançoire*, Milan, 1994.
Association LOCOMOTIVE, *Vivre et grandir sans toi, Témoignages de frères et sœurs endeuillés*, Glénat, 2003.

6. La mort d'un être proche

BOBIN Christian, *La Plus que vive*, Gallimard/Folio 3108, 1996/1999.

ENFANTS ET ADOLESCENTS

1. Livres pour adultes sur la mort vue par les enfants ou les adolescents et sur le deuil des enfants et des adolescents

CASTRO Dana, *La Mort pour de faux et la mort pour de vrai*, Albin Michel, Paris, 2000.
DEUNFF Jeannine (sous la direction de), *Dis maîtresse, c'est quoi la mort ?* Préface de Marie-Frédérique Bacqué, collection Au-delà du témoignage, L'Harmattan, 2001 (nouvelle édition CRDP de Dijon, 1990).
DOLTO Françoise, *Parler de la mort*, Mercure de France, 1998.
ENCREVE-LAMBERT Marie-Hélène, *La mort*, Bayard Editions,

1999.
HANUS Michel, SOURKES Barbara, *Les Enfants en deuil : portraits du chagrin*, collection Face à la mort, Frison-Roche, Paris, 1997.
GEOFFROY Marie-Hellen, GEOFFROY Marc, Pascal et Isabelle, *Dieu vit et pleure avec nous, vivre le deuil avec les enfants*, Cerf, Novalis, 1997.

2. Livres pour enfants et adolescents

• *À lire avec des enfants même très jeunes*

CARRIER Isabelle, *Marie est partie*, Bilboquet, 2004.
DOLTO-TOLITCH Catherine, *Si on parlait de la mort ?* Gallimard Jeunesse, Giboulées, 2006.
DORAY Malika, *Et après...*, Didier Jeunesse, 2002.
DUQUENNOY Jacques, *Camille a de belles bottes*, Albin Michel Jeunesse, 2004 (*grand-mère, transmission*).
GOUICHOUX René, TALLEC Olivier, *Ma maman Ourse est partie*, Flammarion, 2003. KÜBLER-ROSS Elisabeth, *Une lettre à un enfant devant la mort* (Titre original : *A letter to a child with cancer*), éditions du Tricorne, 1992.
LE PICARD Clara, BASCHET Julie, *Louis a perdu sa mamie*, Albin Michel Jeunesse, 2002
MOTTE Micheline, MANSOT Frédéric, *Tu seras toujours avec nous Calinou*, Mame-Plon, Paris, 1993.
VARLEY Suzanne, *Au revoir Blaireau*, collection Folio Benjamin, Gallimard Jeunesse Paris, 1998.

Mort d'un animal domestique

KIKUTA Mariko, *Tu seras toujours avec moi*, Albin Michel, 2003.
LAMBLIN Christian, FALLER Régis, ROEDERE Charlotte, *Le petit oiseau de Jules est mort*, Nathan 2002.
SARA, *Du temps*, Editions Thierry Magnier, 2004 (*images sans texte*).

• *À partir de 6 ans*

ALEXANDER Sue, *Leïla*, Bayard Éditions/Centurion, Paris, 1986.
AUSCHITZKA Agnès, *Quelqu'un que tu aimais est mort*, Bayard Éditions/Centurion, Paris, 1997

BONAMEAU Isabelle, *Sibelle et Timothée*, L'Ecole des loisirs, 2002 (*sur le chagrin*).
BOTTERO Pierre, *Le garçon qui voulait courir vite*, Castor Poche Flammarion 2002 (*mort du papa dans un accident de voiture dont le fils de 6 ans est témoin*).
DE BODE Ann, *Grand-père est mort,* Hatier, 1996.
BRAMI Elizabeth, SCHAMP Tom, *Et puis après on sera mort*, Seuil Jeunesse, 2000.
DELVAL Marie-Hélène, WENSELL Ulises, *Un petit frère pour toujours*, Bayard Poche, 2002.
DESARTHE Agnès, *La Fête des pères*, collection Mouche, éditions L'École des Loisirs, Paris, 1997.
DEVOS Lydia, *Jamais je ne t'oublierai*, éditions Grasset, Paris, 1990.
MANDELBAUM Pili, *Comme avant*, collection Pastel, éditions L'École des Loisirs, Paris, 1990.
ROBBERECHT Thierry, GOOSSENS Philippe, Eva et Lisa, Père Castor Flammarion, 2004 (*mort d'une sœur*).
SEYVOS Florence, PONTI Claude, *Pochée*, collection Mouche, L'École des Loisirs, Paris, 1997.
TEULADE Pascal, *Bonjour Madame la mort*, collection Medium, L'École des Loisirs/Lutin Poche, 1997/2000.
VERREPT Paul, *Tu me manques*, L'École des Loisirs, Paris, 1999.

• ***À partir de 9-12 ans (selon niveau de lecture et maturité)***

AMAURY Marie, *Le cheval interdit*, Castor Poche Flammarion, 2004 (*mort d'une sœur dans un accident de cheval*).
ANDRIAT Franck, *Depuis ta mort*, Grasset-Jeunesse, coll. Lampe de poche, 2004 (*mort d'un père*).
CAHOUR Chantal, *Adieu Benjamin*, éditions Rageot, Paris, 1995.
CAUSSE Rolande, *La Lettre brûlée*, collection Les uns les autres, éditions Syros, Paris, 1994.
CHERER Sophie, *Une brique sur la tête de Suzanne*, L'École des Loisirs, Paris, 1993.
GORALEZYK Patricia, *Pourquoi faut-il mourir un jour ?,* Les essentiels Milan junior, 2004.
HONORÉ Christophe, *Tout contre Léo*, collection Neuf, L'École des Loisirs, 1998.
HUSTON Léa & Nancy, *Véra veut la vérité*, L'École des Loisirs, Paris, 1994.

LENAIN Thierry, *Le Marronnier sous les étoiles*, collection Souris rose, éditions Syros-Alternative, Paris, 1990.
LE FOURN Marie, GUTTON Philippe, *Mon papa où es-tu ?* Editions L'Harmattan, 2003.
MURAIL Marie-Aude, *Le Trésor de mon père*, collection Médium, L'École des Loisirs, Paris, 1989.
MAYMAT Nicole, *Un carnet pour Jimmy*, éditions de l'Atelier, Paris, 1996 (*suicide d'un adolescent*).
MORGENSTEIN Susie, *Lettres d'amour de 0 à 10 ans*, collection Neuf, L'École des Loisirs, Paris, 1996.
RIBEIRO Cathy, FELLNER Henri, *Les petits cailloux*, Actes Sud Junior, 2002 (*mort d'un grand-père*).
SMADJA Brigitte, *Quand papa était mort*, collection Un jardin se crée, éditions Syros, Paris, 1996.
Quelqu'un que tu aimes vient de mourir : tu vas ressentir ce qu'on appelle le deuil, Association Vivre son Deuil (par correspondance, 7 rue Taylor, 75010 Paris).

• ***À partir de 13-15 ans (selon niveau de lecture et maturité)***

BAFFERT Sigrid, *On n'arrête pas les comètes*, Syrios Jeunesse 2004 (*suicide d'une mère*).
BRANTOME Marie, *Avec tout ce qu'on a fait pour toi,* Seuil Jeunesse, Paris, 1995.
CATHERINE Arnaud, *Mon démon s'appelle Martin,* collection Médium, L'École des Loisirs, Paris, 2000.
BRISOU-PELLEN Évelyne, *Un si terrible secret*, collection Cascade pluriel, Rageot Éditeur, 1997.
HONORÉ Christophe, *Mon Cœur bouleversé*, collection Neuf, L'École des Loisirs, 1998.
LOWRY Lois, *Un été pour mourir,* Travelling, 1990.
O'SULLIVAN Marc, *Mélodie pour Nora*, collection Médium, L'École des Loisirs, 1998.
SANEJOUAND Catherine, *La contrescarpe*, Editions Thierry Magnier, 2004 (*mort d'une sœur*).
UBAC Claire, *L'histoire impossible à sécher*, L'Ecole des loisirs, 2004 (*mort d'un père*).

www.ingramcontent.com/pod-product-compliance
Lightning Source LLC
LaVergne TN
LVHW010922051026
849532LV00003B/802
* 9 7 8 2 7 4 7 5 0 5 1 4 7 *